高等医药院校基础医学实验教学系列规划教材
供本、专科医学类相关专业学生使用

人体寄生虫学常用技术

刘 云 编著

电子工业出版社
Publishing House of Electronics Industry
北京·BEIJING

未经许可，不得以任何方式复制或抄袭本书之部分或全部内容。
版权所有，侵权必究。

图书在版编目（CIP）数据

人体寄生虫学常用技术 / 刘云编著. —北京：电子工业出版社, 2021.1
ISBN 978-7-121-40216-6

Ⅰ.①人… Ⅱ.①刘… Ⅲ.①医学 - 寄生虫学 - 高等学校 - 教材 Ⅳ.①R38

中国版本图书馆CIP数据核字(2020)第251302号

责任编辑：崔宝莹
印　　刷：北京京师印务有限公司
装　　订：北京京师印务有限公司
出版发行：电子工业出版社
　　　　　北京市海淀区万寿路173信箱　邮编：100036
开　　本：787×1092　1/16　　印张：12　　字数：240千字
版　　次：2021年1月第1版
印　　次：2021年1月第1次印刷
定　　价：42.00元

凡所购买电子工业出版社图书有缺损问题，请向购买书店调换。若书店售缺，请与本社发行部联系，联系及邮购电话：（010）88254888，88258888。
质量投诉请发邮件至zlts@phei.com.cn，盗版侵权举报请发邮件到dbqq@phei.com.cn。
本书咨询联系方式：QQ 250115680。

前　言

人体寄生虫学是医学专业一门重要的基础课。为了使学生了解人体寄生虫的形态、生活史及生长规律，熟悉寄生虫与人体及外界环境的关系，认识寄生虫病的发生与流行、预防与治疗的基本理论和原则，根据高等医药院校人才培养方案和教学大纲的要求，结合本校教学条件，在参阅了大量相关文献、学习同类院校的教学经验和资料的基础上，我们编写了这本《人体寄生虫学常用技术》。

全书分为上、下两篇。上篇实验，包括人体寄生虫学实验的基本要求与基本技术，医学蠕虫、医学原虫、医学节肢动物相关实验和常用的人体寄生虫实验诊断方法。书中对标本的介绍力求准确、详尽，并附观察标本的图像，以缩小课本中模式图与镜下标本的差距，指导学生正确判断观察到的图像。下篇习题，包括人体寄生虫学总论、医学蠕虫、医学原虫、医学节肢动物相关学习指导和练习题，供学生检查理论课的学习效果。在全书末还附有一套模拟测试卷，以便学生复习备考。本书主要供临床医学、预防医学、护理、口腔和检验等专业本科学生使用，也适用于高职高专医学类各相关专业学生，同时可作为教师、科研人员及从事相关工作技术人员的参考用书。

本书在编写过程中得到了同行专家的指导与帮助，同时也得到了我所在单位（广西科技大学）领导的大力支持，在此一并表示感谢。由于编者能力所限，虽经过较长时间的编写审改，书中仍难免存在不足之处，还请同行与读者批评指正，以便后期修订完善。

刘　云

2020 年 10 月

目　录

上篇　实验

实验一　人体寄生虫学实验的基本要求与基本技术 /2
　　第一节　实验室规则 /2
　　第二节　显微镜的使用 /2
　　第三节　常见标本的采集、固定与保存 /5
　　第四节　实验报告的要求 /8

实验二　医学蠕虫 /9
　　第一节　线虫纲 /9
　　第二节　吸虫纲 /20
　　第三节　绦虫纲 /31

实验三　医学原虫 /39
　　第一节　叶足虫纲 /39
　　第二节　鞭毛虫纲 /41
　　第三节　孢子虫纲 /45

实验四　医学节肢动物 /51
　　第一节　昆虫纲 /51
　　第二节　蛛形纲 /59

实验五　常用的人体寄生虫实验诊断方法 /64
　　第一节　粪便内虫卵检查 /64
　　第二节　肛门周围虫卵检查 /71

第三节　血液中寄生虫的检查　　　　　　　　　　/ 72

第四节　体表寄生虫的检查　　　　　　　　　　/ 76

下篇　习题

第一章　人体寄生虫学总论　　　　　　　　　　/ 80

第二章　医学蠕虫　　　　　　　　　　　　　　/ 83

　第一节　线虫纲　　　　　　　　　　　　　　/ 83

　第二节　吸虫纲　　　　　　　　　　　　　　/ 92

　第三节　绦虫纲　　　　　　　　　　　　　　/ 101

第三章　医学原虫　　　　　　　　　　　　　　/ 107

　第一节　叶足虫纲　　　　　　　　　　　　　/ 107

　第二节　鞭毛虫纲　　　　　　　　　　　　　/ 112

　第三节　孢子虫纲　　　　　　　　　　　　　/ 118

第四章　医学节肢动物　　　　　　　　　　　　/ 128

　第一节　概述　　　　　　　　　　　　　　　/ 128

　第二节　昆虫纲　　　　　　　　　　　　　　/ 131

　第三节　蛛形纲　　　　　　　　　　　　　　/ 139

模拟测试卷　　　　　　　　　　　　　　　　　/ 145

参考答案　　　　　　　　　　　　　　　　　　/ 149

参考文献　　　　　　　　　　　　　　　　　　/ 186

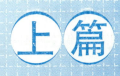

上篇

实验

实验一 人体寄生虫学实验的基本要求与基本技术

第一节 实验室规则

一、实验是学生理论联系实际的重要途径，是培养学生形成实事求是的科学态度、独立思考能力和独立操作技能的课堂，学生在实验过程中必须遵守实验室规则。

二、实验前应做好预习，明确实验目的和要求，了解每个实验的基本原理和具体操作方法，通过实验，加深和巩固学过的理论知识，从而达到理论和实践相结合的目的。

三、进入实验室上课时必须穿白大衣，并携带教材、实验指导、实验报告本及必要的文具（如钢笔、铅笔、尺子等）。

四、严格遵守操作规程，实验操作时要耐心细致，自己动手，独立思考，严格要求，培养实事求是的科学态度和认真负责的作风。爱护教学仪器、标本、试剂等，如有遗失或损坏应报告老师，并按学校规定进行适当赔偿。

五、实验过程中不得擅自移动示教显微镜视野及大体标本，以免影响其他同学观察。

六、上课要准时，不得无故缺席、迟到或早退，特殊情况外出或早退应向老师请假。

七、遵守课堂纪律，保持实验室的安静，关闭手机及其他与实验无关的电子设备，不要大声喧哗、随便走动或进行与实验无关的活动。不得随地吐痰和乱扔纸屑。要尊重老师，爱护公物。

八、认真、独立、负责地完成实验内容，实验报告书写要求简明扼要，字迹清楚，绘图要准确客观，不得抄袭图谱或挂图。实验报告要按时完成，交给老师批阅。

九、实验结束时，应将标本整理好，玻片、器皿、垃圾应按要求放到指定地点，严禁乱扔乱放，尤其不要将垃圾丢入水池内，以免造成排水管堵塞或污染环境。

十、值日生应负责搞好实验室的卫生，离开实验室前应关好水、电、门窗。

第二节 显微镜的使用

显微镜是人体寄生虫学实验的主要工具，学生必须在有关学科训练的基础上，按照统一操作规程，复习巩固低、高倍镜的使用方法，以便熟练掌握，并进一步在本学科实验过程中掌握油镜的使用方法。

一、显微镜的构造

显微镜由机械系统和光学系统两部分构成（图1-1）。

(一)机械系统

机械系统包括镜座、镜臂、载物台、压片夹、推进器、镜筒、物镜转换器、粗调焦螺旋、细调焦螺旋等。

(二)光学系统

光学系统包括反光镜、聚光器、光圈、目镜和物镜等。

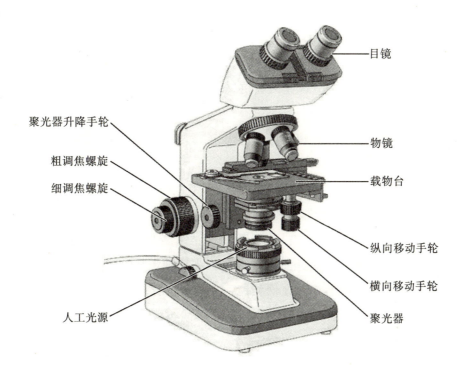

图1-1 显微镜的构造示意图

二、显微镜的使用

(一)显微镜的拿取

必须一手紧握镜臂,一手平托镜座,防止碰撞及零件脱落。

(二)显微镜的常规检查

使用前,应检查显微镜零件有无缺损,调节器是否灵敏,镜头有无污点等。如有问题应及时报告老师。

(三)显微镜的放置

显微镜一般放在左胸前的桌上,距桌沿6~7cm。可将镜臂倾斜到适合自己操作和观察的角度,但注意不要过度倾斜,以免翻滚落地。使用液体装载的标本则需平放,不宜倾斜观察。

注意:课间休息离开座位时,应将显微镜竖直,并推向桌内,以免碰落。

(四）单目显微镜的观察姿势

端坐位，两眼同时睁开，左眼观察，左手调节螺旋，右手可移动标本或执笔绘图等。

（五）采光

用低倍镜采光，注意打开光圈、升高聚光器、将反光镜对向光源，一边用左眼经目镜观察，一边转动反光镜至视野光亮、均匀。

注意：观察虫卵标本时，低倍镜下光线要稍暗，光线太强不利于观察，可将聚光器下调；转高倍镜后，应适当升高聚光器，将光线调到合适亮度。

（六）观察玻片标本的规程

必须按照肉眼观察—低倍镜观察—高倍镜（或油镜）观察的顺序进行，不得违规操作。

1. **肉眼观察**　拿起标本对光观察标本的大小、染色及大致的位置或分布情况，以免在显微镜下找不到目标。

2. **低倍镜观察**　玻片向上将玻片放置于载物台上，用压片夹固定玻片，调节推进器将标本置于通光孔中央。转动粗准焦螺旋，使物镜接近玻片，然后用左眼对着目镜观察，转动粗准焦螺旋，使物镜慢慢离开玻片，直到出现清晰图像。此时，应移动标本，观察玻片全貌。然后，再通过调节细准焦螺旋重点观察需仔细观察的结构。

3. **高倍镜观察**　当细微的结构在低倍镜下不能完全分辨时，则换用高倍镜观察。但是，放大的倍数越大，所观察到的面积就越小，故不能过度依赖高倍镜，应视实际情况决定是否需要使用高倍镜。

用高倍镜观察时，需先在低倍镜下选择好需要放大的结构，并将其移至视野的中央，然后转换高倍镜。一般从低倍镜转至高倍镜时，只需稍稍调节细准焦螺旋即可使图像清晰。

如果用低倍镜观察时图像清晰，换高倍镜后重复几次调不出图像，则应检查玻片是否放置反了或者高倍镜镜头上是否有污物。

4. **油镜观察**　使用油镜时，应先在低倍镜下将所要观察的目标移至视野中央，聚光器升到最高以增强光亮度。在标本上滴一小滴镜油，从侧面仔细地注视着将油镜头缓缓转换过来并使镜头浸入镜油中，几乎与玻片相接触，但切勿使镜头直接碰压在玻片上，以免损坏镜头和标本。眼睛在目镜上观察时，徐徐向上旋转细准焦螺旋，直至物像清晰为止。

如果看不到所需观察的目标，应将镜头换回低倍镜，检查目标是否在视野中央，再按上述步骤操作。如仍不能看到目标，应认真思考，检查产生这一情况的原因（常见原因是玻片放反了），并寻找解决的方法。自己确实无法解决时，应报告老师，以便帮助解决。

使用油镜视野亮度增强，物像清晰，但是视野内观察到的标本面积比较小，一般很难观察标本整体。

（七）显微镜的收整

显微镜使用完毕，首先应取下标本，然后把倾斜的显微镜竖直，将物镜偏到两旁，并将镜筒下降到最低处，合好推进尺，检查各部件是否完好无缺。一手紧握镜臂，一手平托镜座，小心平稳地将显微镜放回原处，并在显微镜使用登记本上记录使用情况。

如使用过油镜，在放回显微镜前必须清洗油镜头和玻片。方法是用擦镜纸轻轻擦去镜头和玻片上的油滴，再换干净的擦镜纸滴上少许二甲苯，擦净镜头和玻片，最后再换干净的擦镜纸擦拭，直至干净为止。擦拭过程中动作应轻柔，可以让浸有二甲苯的擦镜纸停留在镜头或玻片上约半分钟，以便让二甲苯尽量地溶解掉镜头和玻片上的镜油。

三、显微镜的维护

（一）爱护显微镜

显微镜属精密仪器，为提高其使用寿命，应倍加爱惜，轻拿轻放，避免碰撞，防止零件脱落，严禁擅自拆卸显微镜零件。

（二）光学部分污染后的处理

光学部分污染后，应用擦镜纸仔细擦净（如有必要还应用擦镜纸浸湿二甲苯后进行擦拭清理）。严禁用口吹，严禁用手、手帕或其他干纸擦拭，以免损伤镜头。

第三节　常见标本的采集、固定与保存

人体寄生虫学实验所观察的标本可分为玻片标本、液浸标本、活体标本、干燥标本和大体病理标本等。理想的标本应具有造型美观、内容清晰、易于观察的特点，常见寄生虫标本的采集、固定与保存要点如下。

一、医学蠕虫

（一）成虫标本

将患者粪便收集于容器内，然后加水搅匀后，用直径 3mm 的粗筛过滤，采集残留于筛上的寄生虫。小型寄生虫多半通过筛孔而沉降于皿底，用沉淀法清洗数次后，在沉淀物中寻找寄生虫。如解剖动物，则将获取的全部脏器放于白瓷盘或玻璃皿中，剪开肠管，收集附着于小肠壁的寄生虫。如果是粗大的虫体，则极易发现；如果是细小的虫体，则可在解剖镜下检查。洗净虫体表面污物后，放入 5% 甲醛或 75% 乙醇固定液中，贴上标签，密封保存。

1. 吸虫　为了使活的吸虫虫体肌肉松弛，先将虫体放于盛有0.85%生理盐水的试管或瓶内振荡清洗，然后倾出液体，加入等量0.85%~0.9%生理盐水和固定液的混合液。如需制作染色整体标本，应根据虫体的大小、厚薄，分别用玻片将虫体压平、压薄，然后用固定液进行固定。凡用含有升汞固定的标本会产生许多汞盐沉淀，沉积于组织内影响今后制片观察，故需用0.5%碘乙醇（颜色似葡萄酒）浸泡12小时，以除去汞盐沉淀，再放入70%乙醇中退去碘的颜色，最后将虫体保存于70%乙醇中。

2. 绦虫　绦虫往往头节深埋肠黏膜中，因此从解剖动物肠管发现绦虫时，为使采集的绦虫保持完整，在收集绦虫时应注意如下几点：①依肠壁的纵径剪开见有绦虫时，将含有头节的肠壁连同其所附的整个虫体浸入自来水中数小时，每隔0.5小时换水1次，共换水3~4次；②自来水能使绦虫肌肉松弛，故浸入相当时间后，绦虫头节即自行与肠壁脱离，或较易从肠管中拖出；③头节脱出肠壁后，将整条绦虫仍置于自来水之中1~2小时，使其清洁、肌肉松弛，避免虫体扭团成结，影响今后对成节、孕节的制片观察；④绦虫标本较长，最好用10%甲醛生理盐水液固定保存。如要鉴定虫种，则需要制作染色玻片标本，须将虫体按厚、薄分段置于两玻片中加压或将虫体夹于两张玻片中，玻片两端用橡皮筋绑紧，使虫体压平，压薄后放入5%甲醛生理盐水固定液中24~48小时。

3. 线虫　线虫成虫水洗时间不宜过长，除去头端内及交合伞上的附着物后，即将虫体放入加热至60℃~70℃的热水或乙醇等固定液中固定，这样可获得伸直的虫体，待冷却后移于70%~80%乙醇或巴氏液（3%甲醛生理盐水）中保存。

（二）幼虫标本

1. 绦虫幼虫（囊尾蚴）　将采得的囊尾蚴标本用生理盐水清洗干净，用拇指和食指将幼虫的头节轻轻挤向外翻，夹于两玻片中，玻片两端用橡皮筋扎紧将其压平压薄，浸于10%甲醛液内固定24~48小时，最后由玻片上取下虫体保存在10%甲醛生理盐水中。

2. 线虫幼虫（钩蚴）　先用玻管滤纸培养法或双重玻皿滤纸培养法收集感染期钩蚴，然后吸取大批钩蚴到沉淀管内，离心沉淀除去水分，加入10%甲醛液固定保存。

（三）虫卵标本

1. 小型虫卵　取粪便5~10g，放入小烧杯内，加少量清水，搅匀，通过80~100目尼龙网筛过滤至含500ml清水量杯中，静置30~40分钟后，倾去上部浑浊液，再加水至500ml静置30分钟留沉淀物，再反复沉淀数次，直至上部的水澄清为止。弃去上清液，加3%甲醛液与含虫卵沉淀粪渣混合进行固定24小时，然后再更换为5%甲醛生理盐水并加丙三醇数滴密封保存。

2. 大型虫卵 水洗沉淀方法基本同上，区别为换以 40~60 目尼龙网筛过滤粪液，每次换水后静置 15~25 分钟。固定保存方法同上。受精蛔虫卵和钩虫卵容易发育成胚胎，故固定时需用加热至 70℃ 的 10% 甲醛进行处理，以阻止卵细胞继续发育。

二、医学原虫

（一）肠道内原虫标本

从患者粪便获得溶组织内阿米巴、结肠内阿米巴、蓝氏贾第鞭毛虫、人毛滴虫、结肠小袋纤毛虫等，立即制成涂片标本，用肖定固定液固定，再移置于 70% 乙醇内保存，以备日后染色制片观察。

（二）腔道内原虫标本

1. 阴道毛滴虫 取阴道分泌物在玻片上涂成薄膜，在空气中晾干，用甲醇固定后，即可短期保存，如用吉氏染液染色 30~60 分钟，水洗晾干后即可长期保存。

2. 齿龈内阿米巴与口腔毛滴虫 用牙签或小尖镊子挑取牙龈周围污垢物质，加一小滴生理盐水和血清于玻片中央调和均匀，使成一圆形薄膜，平置待尚未干燥而湿润时用肖定固定液固定，再移置于 70% 乙醇内保存，供日后染色制片、长期保存。

（三）组织内原虫标本

1. 杜氏利什曼原虫 取骨髓穿刺液制成薄膜涂片，有时因取出的穿刺液较少，可用穿刺针在玻片上尽量涂抹均匀，在空气中晾干，用甲醇固定。如穿刺液很少，不易检出时，除经过培养增殖后进行诊断外，还可将待检患者的穿刺液接种于小白鼠腹腔，1~2 个月后，取其肝、脾做涂片或印片检查；也可将肝、脾用研钵磨碎，加入适量生理盐水和血液稀释后，再涂制血片薄膜，待自然干燥后用甲醇固定。将以上用甲醇固定的涂片经吉氏染液染色后干燥保存待检。

2. 弓形虫 取急性患者的体液、脑脊液经离心沉淀，取沉渣做涂片，干燥后用甲醇固定。当虫体较少时，可将待检体液或组织磨碎，加适量无菌生理盐水稀释或制成混悬液，注射于小白鼠腹腔内，经过 1~3 周，取腹腔渗出液或小白鼠肝、脾、脑磨碎制成厚膜涂片，待自然干燥后用甲醇固定。涂片经吉氏染液染色干燥后保存。

三、医学节肢动物

传播疟疾与利什曼病的蚊与白蛉等成虫通常可用针插好晾干，存放于昆虫盒内保存，盒内应放樟脑块以防虫蛀。蚊、白蛉、蝇等昆虫的卵、幼虫和蛹，以及蚤、虱、臭虫、蜱、螨等的发育各期均应保存于 70% 乙醇中。需要分离病原的昆虫常不做任何处理，收集于干净的试管或小瓶中保存。

第四节　实验报告的要求

（1）每次实验完毕，都应按照老师的布置认真完成实验报告。

（2）生物学绘图是人体寄生虫学实验报告的重要组成部分，也是本学科实验的基本技能之一，学生必须进行生物学绘图训练。

1）绘图前必须细致地观察标本的各项特征，一一认清后再准确绘制观察到的标本。绘图要准确客观，力求按镜下所见如实描绘，不得抄袭图谱或挂图。

2）铅笔绘制线条图，以线条勾出轮廓，线条要清晰，粗细要均匀；阴影部分以点的密度表示，不能涂成阴影；画面的大小、位置，各结构间的比例要适当；图内结构名称用水平直线引向图的两侧进行标注，不可用斜线、交叉线，注字应清晰、准确、规范；图面整洁、美观（图1-2）。

3）图绘好后，在图的正下方注明图的名称等信息。

（3）在实验报告上注明实验名称和学生个人信息（包括班级、姓名、学号等），按时交给老师批阅。

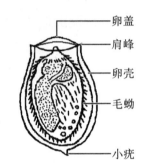

图1-2　肝吸虫卵（生物学绘图示例）

实验二 医学蠕虫

第一节 线虫纲

似蚓蛔线虫

似蚓蛔线虫简称蛔虫,是人体最常见的寄生虫之一。蛔虫成虫寄生于小肠,可引起蛔虫病。

实验目的

1. **掌握** 蛔虫受精卵和未受精卵的形态特征。
2. **熟悉** 蛔虫成虫的形态特征。
3. **了解** 蛔虫寄生在人或动物体内的病理现象。

标本与器材

(1) 显微镜等。

(2) 受精蛔虫卵、未受精蛔虫卵封片标本,感染期蛔虫卵封片标本,蛔虫唇瓣封片标本,蛔虫成虫横切面染色玻片标本。

(3) 雌雄蛔虫成虫液浸标本,雌雄蛔虫成虫解剖标本,蛔虫钻入肝脏的病理标本。

实验内容

一、自学

低倍镜下认识蛔虫卵的大小、形状、颜色,高倍镜下仔细观察受精和未受精蛔虫卵的结构,并比较其外形和内含物。

(一) 受精蛔虫卵封片标本

受精蛔虫卵呈宽椭圆形,大小为 (45~75) μm × (35~50) μm。受精蛔虫卵的最外层为凹凸不平似波浪状的蛋白质膜 (如脱落则呈光滑状),常被胆汁染成棕黄色,内为厚而无色透明的卵壳。卵壳内有1个大而圆的卵细胞,与卵壳间有新月形空隙 (图2-1)。

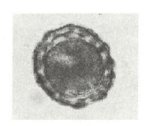

图 2-1 受精蛔虫卵

(二) 未受精蛔虫卵封片标本

未受精蛔虫卵多为长椭圆形，少数外形不整齐（因附有蛋白质膜），大小为（88~94）μm×（39~44）μm。未受精蛔虫卵的蛋白质膜与卵壳均较受精蛔虫卵薄。未受精蛔虫卵的卵壳内充满大小不等的折光性颗粒（图2-2）。

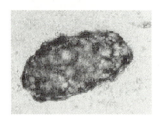

图 2-2 未受精蛔虫卵

二、示教

(一) 感染期蛔虫卵封片标本

将受精蛔虫卵经人工培养至感染期后，制成封片标本，置显微镜下观察。

感染期蛔虫卵与受精蛔虫卵相似，不同点在于感染期蛔虫卵卵壳内不是卵细胞，而是1条线形弯曲状的幼虫（图2-3）。感染期蛔虫卵在粪便污染的土壤中或蔬菜中均可能查见。

(二) 蛔虫成虫液浸标本

蛔虫成虫标本系从人体驱虫所得，保存于5%甲醛溶液中。可用肉眼或借助放大镜观察其大体形态。

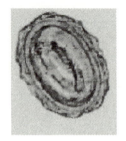

图 2-3 感染期蛔虫卵

蛔虫是寄生于人体的肠道线虫中体型最大者。蛔虫的成虫为长圆柱形，状似蚯蚓，平均长度为13~35cm。活的蛔虫呈肉红色，经甲醛溶液固定后呈灰白色或淡黄色。蛔虫的虫体两端略尖，头端有唇瓣3片；体表光滑，仔细观察可见有细环纹，并有两条颜色较深、从前向后走行的纵线，为成虫的侧索。

蛔虫为雌雄异体，雌虫较粗大，尾端尖直；雄虫较细小，尾端钝圆向腹面弯曲。

(三) 蛔虫唇瓣封片标本

在显微镜下观察，虫体顶端的口孔周围有3个呈品字形排列的唇瓣，其中背唇瓣1个，较大，呈宽椭圆形；亚腹唇瓣2个，略小，呈卵圆形。唇瓣内缘有细齿，侧缘各有小乳突1对（图2-4）。

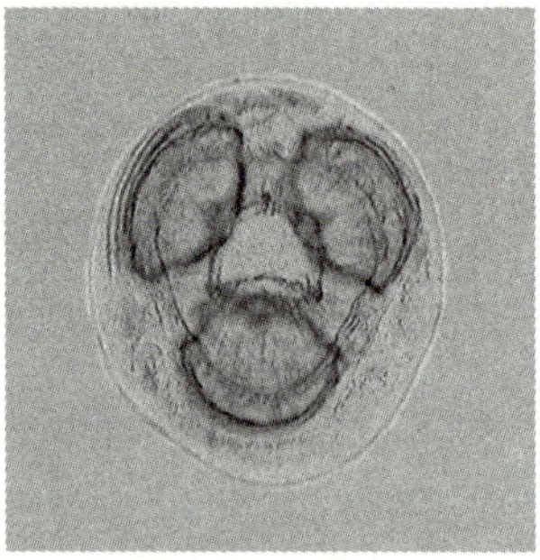

(四) 蛔虫成虫解剖标本

肉眼观察蛔虫成虫体内的消化器官和生殖器官。

图 2-4 蛔虫唇瓣

1. **消化器官** 蛔虫成虫虫体正中纵行的粗大管状结构，即为消化器官。蛔虫成虫的消化道由口孔、口腔、咽管、中肠、直肠和肛门组成。在标本中所见的部分主要为蛔虫的中肠。

2. **生殖器官** 雌性蛔虫成虫的生殖器官为双管型，是极为发达的，呈细长盘曲的管状结构，盘绕在虫体的后2/3部分，在蛔虫的标本中所见的管状结构末端最细部分为卵巢，依次膨大的为输卵管、子宫，子宫内充满虫卵，两支子宫末端汇合成阴道，由阴门通向体外。雄性蛔虫的生殖器官为单管型，由睾丸、输精管、贮精囊、射精管组成，射精管最后入泄殖腔，有交合刺 1 对。

（五）蛔虫成虫横切面染色玻片标本

在低倍镜下观察其内部结构及肌型。蛔虫成虫横切面呈圆形，最外面的透明层为角皮层，其内为由合胞体组成的皮下层，此层在虫体背面、腹面及两侧面的中央，它们均向内增厚、突出，形成 4 条纵索，分别称为背索、腹索和侧索（两条）。背索和腹索较小，内有纵行的神经干；两条侧索较粗大，内有排泄管通过。在蛔虫成虫的皮下层之内，为由肌细胞组成的纵肌层，蛔虫的肌细胞多，且细胞体突入原体腔明显，属多肌型。以上 3 层构成蛔虫的体壁。体壁与消化道之间为蛔虫的原体腔。在该标本中，可见蛔虫肠的横切面，肠壁由单层柱状上皮细胞构成，在原体腔内，还可见到许多切面呈圆形的卵巢、输卵管和子宫的断面。另外，输卵管较卵巢粗大，其中央有小腔，仔细观察可见小腔内有纤毛，而卵巢则无。蛔虫雌虫的子宫管腔内有许多虫卵。

（六）蛔虫钻入肝脏的病理标本

肉眼观察蛔虫钻入肝脏的病理标本，加深了解蛔虫对人体的危害。

注意事项

（1）无论受精蛔虫卵或未受精蛔虫卵，其蛋白质膜均有可能脱落。此时，蛔虫卵无色透明，卵壳光滑，易与其他虫卵混淆，但根据其卵壳厚薄、卵内结构等特征，仍可对其加以区别。

（2）肉眼观察蛔虫的生殖器官各部分均可见，但分界不甚明显。

实验报告

（1）绘制受精蛔虫卵、未受精蛔虫卵形态图。

（2）列表比较受精蛔虫卵和未受精蛔虫卵。

十二指肠钩口线虫和美洲板口线虫

寄生在人体的钩虫主要有十二指肠钩口线虫（简称十二指肠钩虫）和美洲板口线虫（简称美洲钩虫）。成虫寄生于小肠内，以血液为食，造成人体慢性失血，引起钩虫病。

实验目的

1. **掌握** 钩虫卵的形态特征。

2. **熟悉** 钩虫成虫的形态特征。
3. **了解** 钩虫寄生在人或动物体内的病理现象。

标本与器材

（1）显微镜等。

（2）钩虫卵封片标本，十二指肠钩虫和美洲钩虫成虫染色玻片标本。

（3）雌雄十二指肠钩虫成虫液浸标本，雌雄美洲钩虫成虫液浸标本，钩虫咬附肠黏膜病理标本。

（4）钩虫丝状蚴培养液。

实验内容

一、自学

低倍镜下观察钩虫卵的大小、外形、颜色、卵壳与内含物间的空隙，高倍镜下注意卵壳和内含物。

仔细观察钩虫卵封片标本，可见钩虫卵呈椭圆形，大小为（56~76）μm×（36~40）μm，卵壳薄，呈无色透明状（图2-5）。新鲜粪便中的钩虫卵，卵壳内多含2~4个细胞，细胞与卵壳之间有明显的间隙。若粪便放置时间较长，则其卵壳内的细胞数可因细胞分裂而增多，但上述间隙始终存在，只是略小一些。

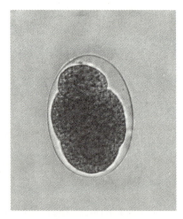

图2-5 钩虫卵

二、示教

（一）十二指肠钩虫成虫和美洲钩虫成虫液浸标本

肉眼观察两种钩虫成虫的一般大小、外形，区别雌雄，根据体态鉴别两种钩虫。

两种钩虫虫体均细长，长约1cm。活的钩虫为淡红色，呈半透明状，死后经固定呈灰白色。雌虫较大，尾端尖细；雄虫略小，尾端膨大呈伞状。

两种钩虫的成虫固定后的体形不同，可作为初步鉴别虫种的依据。两种钩虫头端均较细，向背侧仰曲，形成颈弯。十二指肠钩虫的体部和尾部均向背侧弯曲，外形略似"C"形；而美洲钩虫的体部和尾部弯曲方向与颈弯方向相反，外形略似"S"形。十二指肠钩虫较美洲钩虫略为粗壮。

（二）十二指肠钩虫成虫和美洲钩虫成虫染色玻片标本

1. **口囊** 口囊位于虫体顶端，呈圆形或卵圆形，由坚韧的角质构成。钩虫的口囊发达，观察时注意口囊的"景深",体会口囊对外张开的立体概念。由于钩虫头部向背侧仰曲,所以口囊上缘为腹侧,着重观察口囊腹侧切器的形态和数目,以鉴别虫种:十二指肠钩虫口囊腹侧缘有2对三角形钩齿(图2-6),美洲钩虫则为1对半月形板齿(图2-7)。

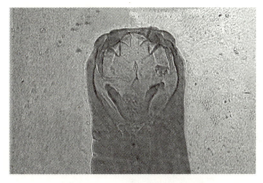
图2-6 十二指肠钩虫口囊

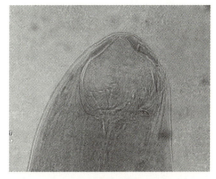
图2-7 美洲钩虫口囊

2. **交合伞** 交合伞系由雄虫尾端角皮延伸膨大而形成,内有若干肌性指状辐肋支撑。交合伞撑开时,从顶面观察,外观略呈圆形者为十二指肠钩虫(图2-8),略呈扇形者为美洲钩虫(图2-9)。

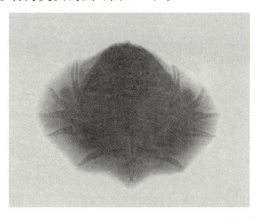
图2-8 十二指肠钩虫交合伞

(1)辐肋:辐肋包括背辐肋、侧辐肋和腹辐肋等,其中背辐肋的分支特点是虫种鉴别的重要依据之一。十二指肠钩虫的背辐肋远端分为2支,每支又分为3小支;美洲钩虫背辐肋由基部分为2支,每支又分为2小支。

(2)交合刺:交合刺为两根,呈细长鬃毛状,黄褐色,基部略粗钝,末段尖细,自肠管背面的交合刺鞘向体外伸出。交合刺末端形状是进行虫种分类的重要依据之一。十二指肠钩虫的两交合刺末端分开(图2-10),美洲钩虫一交合刺末端

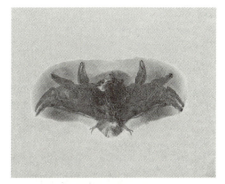
图2-9 美洲钩虫交合伞

呈倒钩状，与另一刺末端相并，包于膜内（图2-11）。

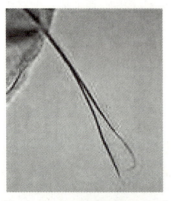
图2-10　十二指肠钩虫交合刺

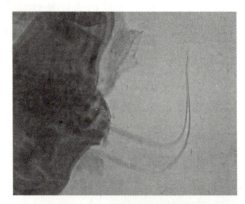
图2-11　美洲钩虫交合刺

（三）钩虫咬附肠黏膜病理标本

肉眼观察该标本，可见犬钩虫以口囊内钩齿咬附在宿主肠壁黏膜上。在新鲜标本或自然颜色保存标本中，可见虫体咬附处有出血点或片状出血，固定标本因经过脱色，则不易观察清楚。

（四）钩虫丝状蚴培养液

取人工培养的钩虫丝状蚴培养液置于玻片上制作成标本，在高倍镜下观察其活动情况。

注意事项

（1）通过体态鉴别两种钩虫不准确时，可用低倍镜观察口囊、交合伞、背辐肋、交合刺对它们做进一步鉴别。

（2）制作钩虫丝状蚴活标本时，注意切勿与钩虫丝状蚴培养液接触，防止被自由生活的虫体感染。

实验报告

绘制钩虫卵图。

蠕形住肠线虫

蠕形住肠线虫又称蛲虫。成虫主要寄生于人体回盲部，引起蛲虫病。

实验目的

1. **掌握**　蛲虫卵的形态特征。

2. **熟悉** 蛲虫成虫的形态特征。

标本与器材

（1）显微镜等。
（2）蛲虫卵封片标本，雌蛲虫染色玻片标本。
（3）雌雄蛲虫成虫液浸标本。

实验内容

一、自学

低倍镜下观察蛲虫卵的大小、外形、颜色，高倍镜下注意不对称的外形和内含物。

观察蛲虫卵封片标本，可见蛲虫卵两侧不对称，一侧扁平，一侧稍凸，略似"D"字形，立体结构为近似椭圆形的不等面三角体，大小为（50~60）μm×（20~30）μm。蛲虫卵的卵壳无色透明，较厚，由脂层、壳质层和蛋白质膜组成。蛲虫卵自雌虫排出时，部分卵胚已发育至蝌蚪期，卵壳内含一卷曲幼虫（图2-12）。

二、示教

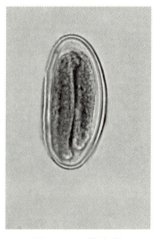

图2-12 蛲虫卵

（一）雌雄蛲虫成虫液浸标本

肉眼观察雌雄成虫的大小、外形及尾端的特征。蛲虫成虫虫体细小，呈乳白色。雌蛲虫长约1cm，尾端尖直，由虫体后1/3开始逐渐变尖细似针状；雄蛲虫较雌蛲虫小，长仅为2~5mm，尾端向腹面卷曲，常呈"6"字形。

（二）雌蛲虫染色玻片标本

雌蛲虫染色玻片标本系用卡红染液染成红色的虫体，再经透明处理，用树胶封片而成。在低倍镜下观察其下列结构。

1. **头翼** 是虫体前端两侧的角皮膨大形成的透明泡状结构。

2. **咽管与咽管球** 虫体前端向后延伸的管状结构。染色较深处为咽管，其后连接的球形膨大物为咽管球。

3. **子宫** 充塞于虫体，其内含有许多虫卵。

4. **阴道** 开口于体前1/3腹侧正中线上。由于封片时虫体的位置关系，阴道口常出现在虫体的一侧。

注意事项

由于蛲虫卵无色透明,显微镜观察时视野光线宜暗。

实验报告

(1)如何区别钩虫成虫和雌蛲虫成虫。
(2)绘制蛲虫卵形态图。

毛首鞭形线虫

毛首鞭形线虫简称鞭虫。成虫主要寄生于人体盲肠,引起鞭虫病。

实验目的

1. **掌握** 鞭虫卵的形态特征。
2. **熟悉** 鞭虫成虫的形态特征。
3. **了解** 鞭虫寄生在人或动物体内的病理现象。

标本与器材

(1)显微镜等。
(2)鞭虫卵封片标本。
(3)雌雄鞭虫成虫液浸标本,鞭虫成虫寄生于盲肠的病理标本。

实验内容

一、自学

低倍镜下观察鞭虫卵的大小、外形、颜色,高倍镜下注意虫卵两端的透明栓。

仔细观察鞭虫卵封片标本,可见鞭虫卵呈纺锤形,大小为(50~54)μm×(22~23)μm,黄褐色。卵壳较厚,两端各有一个透明栓,为透明塞状突起。卵壳内含有一个未分裂的卵细胞(图2-13)。

二、示教

(一)鞭虫成虫液浸标本

肉眼观察,鞭虫的成虫前部细长,后部较粗,全虫外形似

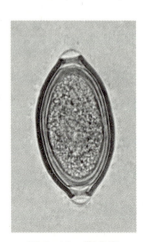

图2-13 鞭虫卵

马鞭。活的鞭虫呈肉红色，经固定后为灰白色。雌虫长 35~50mm，尾端钝圆；雄虫长 30~45mm，尾端向腹面呈环状卷曲。

（二）鞭虫成虫寄生于盲肠的病理标本

肉眼仔细观察鞭虫成虫寄生于盲肠的病理标本，可见鞭虫以其细线状的前端插入肠壁，后端粗大部分悬于肠腔中。

注意事项

注意区别鞭虫卵两端的透明栓与受精蛔虫卵的卵壳和卵细胞间的新月形空隙。

实验报告

绘制鞭虫卵图。

旋毛形线虫

旋毛形线虫简称旋毛虫，寄生于多种动物体内，也可寄生于人体内引起旋毛虫病。

实验目的

了解 旋毛虫囊包和成虫的形态特征。

标本与器材

（1）显微镜等。
（2）旋毛虫囊包染色标本，旋毛虫雌虫染色玻片标本。

实验内容

一、自学

观察旋毛虫囊包染色标本。用低倍镜在肌组织纤维间寻找梭形的幼虫囊包。该囊包大小为（0.25~0.5）mm×（0.21~0.42）mm，其长轴与肌纤维平行，幼虫盘曲于囊内。一个这种囊包内常含 1~2 条幼虫，也可多达 6~7 条（图 2-14）。

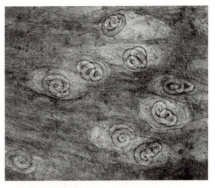

图 2-14 旋毛虫囊包

二、示教

观察旋毛虫雌虫染色玻片标本。标本系用胭脂红染色制成。旋毛虫的成虫细小，后端稍粗。雌虫大小为（3~4）mm×0.06mm，雄虫较雌虫为小。旋毛虫成虫的咽管总长度占虫体长的1/3~1/2，咽管开始为毛细管状，然后略为膨大，后段又变为毛细管状。在后段咽管的背侧有一列由圆盘状的杆细胞组成的杆状体。旋毛虫雌虫的尾端钝圆，阴门开口于虫体前端的1/5处。子宫内充满虫卵，愈近前端者发育愈成熟，在阴门附近已有逐渐发育成熟的旋毛虫幼虫。

注意事项

随着感染旋毛虫的时间延长，囊包可逐渐钙化，使虫体不易看清楚。

实验报告

旋毛虫的生活史与其他线虫有什么主要不同？

附 旋毛虫的肌肉压片制作法

剪取米粒大小的感染旋毛虫的猪肉，或实验大白鼠的一小块肌肉（膈肌较好），置于两张玻片间，用手轻轻压制成片，即可置于低倍镜下观察。

肌肉压片法常用于以下三种情况：

1. 用于肉类卫生检查工作 通常取猪体的膈肌24小块，并列于2张玻片内压薄，然后用低倍镜观察。如果在24小时内在肉片中发现幼虫囊包，则该猪肉不可供食用。

2. 用于病原学诊断 多取患者腓肠肌或肱二头肌近肌腱处的组织进行压片镜检。但旋毛虫感染较轻的患者以及病程的早期旋毛虫均不易查见。

3. 用于辅助诊断 还可将患者吃剩的可疑猪肉或野生动物的肌肉制作成压片后进行镜检，以辅助临床诊断。

注意：操作完毕后将全部器械煮沸消毒，流水充分洗手，实验动物或可疑肌肉组织煮沸消毒后深埋或焚烧。

丝 虫

丝虫是一类由吸血节肢动物传播的寄生性线虫。寄生人体的丝虫已知有8种，我国仅有班氏吴策线虫（班氏丝虫）、马来布鲁线虫（马来丝虫）。成虫寄生于淋巴系统，引起丝虫病，曾是我国重点防治的寄生虫病之一。

实验目的

1. 熟悉 丝虫成虫的形态特征。

2. 了解　两种丝虫微丝蚴的形态特征，丝虫寄生于人或动物体内的病理现象。

标本与器材

（1）显微镜等。
（2）班氏微丝蚴、马来微丝蚴染色标本。
（3）丝虫成虫液浸标本，感染期丝虫幼虫（丝状蚴）自蚊口器逸出标本，丝虫成虫寄生于兔子心脏的病理标本。

实验内容

一、自学

在夜间取丝虫病患者的外周血制成厚血膜，干燥后经溶血、固定，用苏木素染色法染色。此时，微丝蚴的体核被染成深蓝色或深紫色，鞘膜被染成浅蓝色或淡红色。

观察时，先用低倍镜寻找，在许多蓝色点状物（白细胞）间，如发现有边缘光滑、整齐呈蓝色的线状虫体，即可疑为微丝蚴，然后再换用高倍镜或油镜进行观察。

微丝蚴的虫体细长，呈线形，前端钝圆，后端尖细。体表外披有鞘膜（有时可脱落），此膜紧紧包裹虫体，在头尾两端较虫体为长而伸出。微丝蚴虫体头端的无核区为头间隙，虫体内充满蓝色的体核。观察微丝蚴虫体的体态，头间隙的长宽比例，体核的形状、大小和排列，尾端有无尾核等，可以确定微丝蚴的种类。

（一）班氏微丝蚴

班氏微丝蚴大小为（244~296）μm×（5.3~7.0）μm，体态柔和，弯曲自然无小弯。班氏微丝蚴的头间隙较短，长宽比例约为1∶1或1∶2。其体核呈圆形或椭圆形，各核分开，排列整齐，清晰可数。班氏微丝蚴的尾端无尾核（图2-15）。

（二）马来微丝蚴

马来微丝蚴大小为（177~230）μm×（5~6）μm，虫体弯曲僵硬，大弯上有小弯。马来微丝蚴头间隙较长，长宽比例约为2∶1。其体核形状不规则，大小不等，排列紧密，常互相重叠，不易分清。马来微丝蚴的尾端有2个尾核，前后排列，尾核处角皮略膨大（图2-16）。

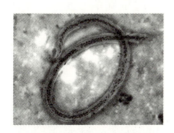

图2-15　班氏微丝蚴

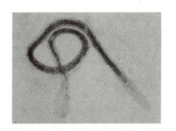

图2-16　马来微丝蚴

二、示教

（一）丝虫成虫液浸标本

自患者的淋巴系统或实验动物（长爪沙鼠）体内可取得丝虫成虫，并将其保存于5%甲醛溶液中。丝虫成虫呈乳白色，丝状，长为1.4~10.5cm（班氏丝虫较马来丝虫为长），体表光滑，两端钝圆。丝虫雌虫较粗长，尾端略向腹面弯曲；雄虫较细短，尾端向腹面卷曲半圈至数圈。

（二）感染期丝虫幼虫（丝状蚴）自蚊口器逸出标本

丝虫感染期幼虫离开蚊的胸肌，进入血腔，大多到达蚊下唇。感染期丝虫幼虫可从蚊下唇逸出，经伤口或正常皮肤侵入人体。实验用丝虫感染期幼虫标本是雌蚊头部，可见蚊下唇内淡黄色或无色透明的丝虫感染期幼虫。

（三）丝虫成虫寄生于兔子心脏的病理标本

肉眼观察丝虫成虫寄生于兔子心脏的病理标本，加深了解丝虫成虫对人体的危害。

（四）中间宿主

（1）淡色库蚊为班氏丝虫的主要媒介。

（2）中华按蚊是马来丝虫的主要媒介。

注意事项

使用油镜观察完毕，务必擦净油镜头和玻片上的镜油。

实验报告

两种微丝蚴有哪些主要区别点？

第二节 吸虫纲

华支睾吸虫

华支睾吸虫俗称肝吸虫，寄生于人体肝胆管内，引起华支睾吸虫病，亦称肝吸虫病。

实验目的

1. **掌握** 肝吸虫卵的形态特征。
2. **熟悉** 肝吸虫成虫的形态特征。
3. **了解** 肝吸虫的中间宿主和寄生于人或动物体内的病理现象。

标本与器材

（1）显微镜等。

（2）肝吸虫卵、肝吸虫成虫玻片标本，肝吸虫寄生于胆管组织病理切片标本。

（3）肝吸虫成虫液浸标本，肝吸虫寄生于家兔肝胆管内的病理标本，豆螺、纹沼螺干燥标本，麦穗鱼、河虾液浸标本。

实验内容

一、自学

（一）肝吸虫卵玻片标本

肝吸虫的虫卵甚小，是人体常见寄生吸虫卵中最小的一种，大小为（27~35）μm×（12~20）μm。肝吸虫的虫卵形似芝麻，呈黄褐色。卵壳均匀，较厚。肝吸虫卵的前端较窄，有明显凸形卵盖，卵盖周围卵壳增厚略突出形成肩峰；后端钝圆，有一结节样小疣。卵内含毛蚴（图2-17）。

（二）肝吸虫成虫玻片标本

肝吸虫虫体扁平，似"葵花子"状，前端较窄，后端钝圆，大小为（10~25）mm×（3~5）mm。肝吸虫成虫的口吸盘略大于腹吸盘，前者位于虫体前端，后者位于虫体前1/5处，均由放射状肌纤维构成（图2-18）。

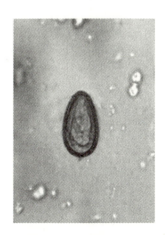

图2-17　肝吸虫卵

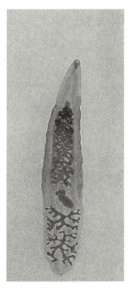

图2-18　肝吸虫成虫

1. 消化道　肝吸虫成虫的消化道包括口、咽、食管和肠。口位于口吸盘中央，可见球形的肌质咽，食管较短，其后连接肠。肝吸虫成虫的肠分为左右两支沿虫体两侧延伸达后端，不汇合，末端为盲端，无肛孔通向体外。

2. **雄性生殖器官** 肝吸虫的雄性生殖器官包括睾丸 1 对，前后排列于虫体后 1/3 处，睾丸大而分支较多。每一睾丸发出一条输出管，向前约在体中部汇合成输精管，通向储精囊经射精管开口于腹吸盘前缘的生殖腔。

3. **雌性生殖器官** 肝吸虫的雌性生殖器官包括卵巢 1 个，位于虫体中 1/3 和后 1/3 交界处，较小，分叶；子宫染色为棕黄色，内含虫卵，弯曲盘绕向前，开口于生殖腔；椭圆形受精囊位于卵巢之后，着色明显。卵巢一侧即为卵膜及梅氏腺。在雌虫虫体两侧腹吸盘与受精囊水平位置间，可见颗粒状卵黄腺。

4. **排泄器官** 肝吸虫虫体后 1/3 中间，有一略弯曲透明处，即为排泄囊，其末端有排泄孔通向体外。

二、示教

（一）肝吸虫成虫液浸标本

肝吸虫成虫呈乳白色，体扁平，半透明，透过体壁可见子宫、受精囊、睾丸等结构。

（二）中间宿主

1. **第一中间宿主** 肝吸虫的第一中间宿主为淡水螺（纹沼螺、豆螺）。

2. **第二中间宿主** 肝吸虫的第二中间宿主为淡水鱼、虾（如麦穗鱼、河虾）。

（三）肝吸虫成虫寄生于家兔肝胆管内的病理标本

在家兔肝切面可见寄生有虫体的胆管，其内壁增厚，管腔变窄，管内可见阻塞的成虫。

（四）肝吸虫寄生胆管组织病理切片标本

在同一胆管组织的病理切片上可见几条成虫的切面，根据所切胆管组织部位的不同，分别可观察到肝吸虫的吸盘、消化管（肠支）、子宫（内含虫卵）、卵巢、卵黄腺及睾丸等结构。肝吸虫的体壁与器官间为网状实质组织。

注意事项

肝吸虫卵个体较小，容易被忽略，需要耐心、仔细地观察。

实验报告

绘制肝吸虫卵形态图。

> **附** 解剖观察受肝吸虫感染的家兔的具体操作步骤

处死家兔，将其绑于解剖板上，进行解剖。剖开家兔腹腔后，用解剖刀切开肝脏，用手轻轻挤压，再用镊子取挤出的肝吸虫虫体放入盛有生理盐水的培养皿中，肉眼观察活的肝吸虫的外形，或用低倍镜观察其内部结构。同时，观察家兔的肝胆管病变情况。

> **附** 家兔感染肝吸虫的操作过程

自肝吸虫流行区采集麦穗鱼，取米粒大小的肌肉压片，低倍镜下检查有无肝吸虫囊蚴。肝吸虫囊蚴呈椭圆形，大小为（121~150）μm×（85~140）μm，囊壁较厚而光滑，分为两层，囊内有一幼虫。若标本压得较好，则可见幼虫的两个吸盘和排泄囊（囊内含黑褐色颗粒）。注意将肝吸虫的囊蚴与其他吸虫囊蚴相区别。将感染有肝吸虫囊蚴的麦穗鱼肉，以含胃蛋白酶的消化液消化后，可获取纯净的肝吸虫囊蚴，将其适量喂饲家兔。家兔感染肝吸虫1个月后，可在粪便中获取虫卵。对至少感染1个月后的家兔进行解剖才有价值。

卫氏并殖吸虫与斯氏狸殖吸虫

并殖吸虫广泛分布于亚洲、非洲及美洲的多个国家和地区，虫种近50种。由并殖吸虫引起的疾病，统称为并殖吸虫病。我国重要的人体并殖吸虫有卫氏并殖吸虫和斯氏狸殖吸虫两种，由于这两种吸虫寄生于人和哺乳动物的肺脏引起肺部病变，又称肺吸虫。

实验目的

1. **掌握** 肺吸虫卵的形态特征。
2. **熟悉** 肺吸虫成虫的形态特征。
3. **了解** 卫氏并殖吸虫的中间宿主和寄生于人或动物体内的病理现象。

标本与器材

（1）显微镜等。

（2）卫氏并殖吸虫卵标本，两种肺吸虫成虫染色标本，卫氏并殖吸虫囊蚴玻片标本，卫氏并殖吸虫成虫寄生于犬肺组织病理切片标本。

（3）斯氏狸殖吸虫成虫液浸标本，卫氏并殖吸虫成虫寄生于犬肺脏的病理标本，川卷螺干燥标本、溪蟹干燥标本、蝲蛄液浸标本。

实验内容

一、自学

(一)卫氏并殖吸虫卵标本

卫氏并殖吸虫卵一般中等大小,平均大小为(80~118)μm×(48~60)μm,呈金黄色、椭圆形但不对称。卫氏并殖吸虫卵有一较大卵盖,且常倾斜,近卵盖一端较宽,卵壳较厚,常厚薄不均,与卵盖相对一端卵壳略厚。卫氏并殖吸虫卵内含1个卵细胞及10余个卵黄细胞,这些细胞与卵壳间有不等的间隙(图2-19)。

(二)斯氏狸殖吸虫成虫染色标本

斯氏狸殖吸虫成虫虫体较窄长,两端较尖似梭形,大小为(3.5~6.0)mm×(11.0~18.5)mm,宽与长的比例为1:(2.4~3.2)。斯氏狸殖吸虫成虫虫体最宽处约位于腹吸盘水平位置(虫体前约1/3处),腹吸盘略大于口吸盘(图2-20)。

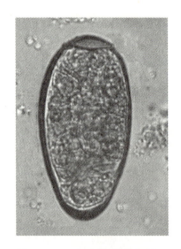

图2-19 卫氏并殖吸虫卵

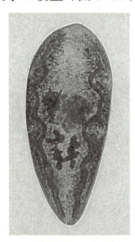

图2-20 斯氏狸殖吸虫成虫

1. 消化道 斯氏狸殖吸虫成虫虫体前端咽、食管、肠支不甚清晰,后端可见两侧弯曲延伸的肠支,无肛孔,这便是其消化道。

2. 雄性生殖器官 斯氏狸殖吸虫成虫的雄虫有睾丸1对,左右排列于虫体后1/3略前处,分支细而多。

3. 雌性生殖器官 斯氏狸殖吸虫成虫的雌虫有卵巢1个,位于虫体腹吸盘后方一侧,嗜染红色,分支状,分支细而多呈珊瑚状。其子宫可被染为棕黄色,内含虫卵,呈袋状盘绕,位于与卵巢相对的一侧,卵黄腺位于虫体两侧。

4. 排泄器官 斯氏狸殖吸虫成虫的虫体后端中央透明区,即为其排泄囊,末端有排泄孔通向体外。

二、示教

（一）卫氏并殖吸虫成虫染色标本

低倍镜下观察卫氏并殖吸虫成虫染色标本，与斯氏狸殖吸虫的大体相似，不同之处在于：虫体呈椭圆形，腹吸盘位于虫体1/2的中横线腹面处。口、腹吸盘的大小大略相同，卵巢与睾丸的分支均呈指状，分支粗而少（图2-21）。

（二）卫氏并殖吸虫囊蚴玻片标本

低倍镜观察卫氏并殖吸虫囊蚴玻片标本，可见囊蚴呈球形，直径为300~400μm，外周淡黄色层为囊壁，光滑，分为两层。囊壁的外壁较薄，内壁较厚。囊蚴囊内为幼虫，虫体两侧分布有不规则弯曲略透明的肠支，中央嗜染较深，有细颗粒物的即为排泄囊。囊蚴的口、腹吸盘呈圆形，分布有放射状的肌纤维（图2-22）。

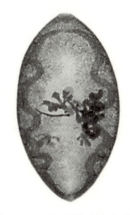
图2-21 卫氏并殖吸虫成虫

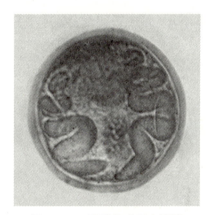
图2-22 卫氏并殖吸虫囊蚴

（三）斯氏狸殖吸虫成虫液浸标本

斯氏狸殖吸虫成虫液浸标本经固定后的虫体呈灰白色，透过体壁稍可见内部一些结构。

（四）卫氏并殖吸虫成虫寄生于犬肺脏的病理标本

观察卫氏并殖吸虫成虫寄生于犬肺脏的病理标本时，应注意观察犬肺脏表面大小不等的囊肿包块及肺脏病变。

（五）卫氏并殖吸虫成虫寄生于犬肺组织病理切片标本

观察卫氏并殖吸虫的肺组织病理切片标本，虫体周围囊肿壁上有大量炎性细胞浸润及纤维组织增生。卫氏并殖吸虫囊内一般可见两个虫体的切面，虫体最外层为体壁（有时可见体棘），在体壁内实质组织中，依其所切的平面不同，分别可见肠管、子宫（内含虫卵）、卵巢、卵黄腺或睾丸，有时可见吸盘等结构。卫氏并殖吸虫虫体中的空白部位，即为排泄囊。

（六）中间宿主

1. **第一中间宿主** 卫氏并殖吸虫的第一中间宿主为川卷螺。
2. **第二中间宿主** 卫氏并殖吸虫的第二中间宿主为溪蟹、蝲蛄。

注意事项

注意区分两种肺吸虫成虫的形态。

实验报告

绘制卫氏并殖吸虫卵形态图。

布氏姜片吸虫

布氏姜片吸虫简称姜片虫，寄生于人体小肠，易引起姜片虫病。

实验目的

1. **掌握** 姜片虫卵的形态特征。
2. **熟悉** 姜片虫成虫的形态特征。
3. **了解** 姜片虫的中间宿主。

标本与器材

（1）显微镜等。
（2）姜片虫卵、成虫玻片标本。
（3）姜片虫成虫液浸标本，扁卷螺干燥标本，水红菱、荸荠等液浸标本。

实验内容

一、自学

姜片虫卵标本

低倍镜下观察姜片虫卵的大小、外形，高倍镜下观察其结构。姜片虫卵为寄生于人体的吸虫卵中最大者，呈长椭圆形，大小为（130~140）μm×（80~85）μm，淡黄色，卵壳薄且均匀，卵盖较小，位于稍窄的一端，常不明显。姜片虫卵内含1个卵细胞及数十个卵黄细胞，细胞与卵壳间多无空隙（图2-23）。

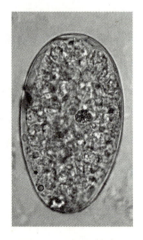

图2-23 姜片虫卵

二、示教

(一) 姜片虫成虫玻片标本

姜片虫成虫虫体前端稍尖，后端钝圆，口吸盘小，腹吸盘大，腹吸盘为口吸盘的 4~5 倍大小，腹吸盘的肌肉发达，呈漏斗状，且距离口吸盘很近。消化道有口、咽、食管和两肠支。咽部呈圆球形，食管短，肠管在腹吸盘前分支处沿虫体的两侧延伸到后端，且多弯曲。成虫有 2 个睾丸，前后排列于虫体后端，高度分支呈珊瑚状。紧靠腹吸盘下方可见嗜染较深的长袋状阴茎袋。有 1 个卵巢，位于虫体中横线之前略偏侧，分为 3 叶，每叶再分为小叶。其子宫盘曲在卵巢和腹吸盘之间，可被染为黄色，内含虫卵。腹吸盘前有生殖孔。卵黄腺很发达，呈颗粒状，位于虫体两侧。排泄囊不易辨认（图 2-24）。

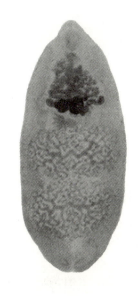

图 2-24 姜片虫成虫

(二) 姜片虫成虫液浸标本

姜片虫成虫属大型吸虫。虫体大小差异较大，为（20~75）mm×（8~20）mm，肌肉发达，体肥厚，背腹扁平，前窄后宽，形似刀切姜片。活时呈肉红色，固定后呈灰白色，体壁微透明。肉眼可见其大而发达的腹吸盘和高度分支的睾丸。

(三) 中间宿主

1. *第一中间宿主*　姜片虫的第一中间宿主为扁卷螺。
2. *第二中间宿主*　姜片虫的第二中间宿主为水红菱、荸荠。

注意事项

注意姜片虫卵与肺吸虫卵的区别。

实验报告

绘制姜片虫卵形态图。

日本裂体吸虫

日本裂体吸虫也称日本血吸虫，其成虫雌雄异体，主要寄生在人体肠系膜下静脉内，引起血吸虫病。

实验目的

1. *掌握*　日本血吸虫卵的形态特征。
2. *熟悉*　日本血吸虫成虫的形态特征。

3. 了解　日本血吸虫的生活史和寄生于人或动物体内的病理现象。

标本与器材

（1）显微镜等。

（2）日本血吸虫卵、成虫玻片标本，日本血吸虫毛蚴、子胞蚴、尾蚴染色标本，日本血吸虫卵沉积在肝脏的组织切片标本。

（3）钉螺干燥标本，日本血吸虫成虫液浸标本，日本血吸虫寄生于家兔肠系膜和肝脏的病理标本。

实验内容

一、自学

（一）日本血吸虫卵玻片标本

观察日本血吸虫卵的玻片标本可见虫卵呈椭圆形，淡黄色，大小平均约为89μm×67μm。卵壳薄而均匀，无卵盖，卵壳一侧有一小棘（常因虫卵位置或被卵壳外黏附物遮盖，并非每个虫卵都能观察到）。成熟虫卵的卵内含一毛蚴，若未成熟或死亡过久，毛蚴模糊或变为灰黑色。毛蚴和卵壳间常可见到大小不等的圆形或椭圆形油滴状头腺分泌物（图2-25）。

（二）日本血吸虫尾蚴染色标本

观察日本血吸虫尾蚴染色标本，可见尾蚴分体部和尾部，尾部略长于体部，尾部又分为尾干和尾叉，尾叉长约为尾干的1/3。着色好的尾蚴标本，体内可见穿刺腺（图2-26）。

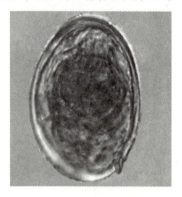

图2-25　日本血吸虫卵

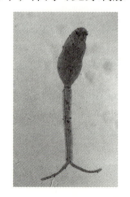

图2-26　日本血吸虫尾蚴

二、示教

（一）日本血吸虫成虫液浸标本

用肉眼或放大镜观察雄虫、雌虫和雌雄虫合抱液浸标本，雄虫呈乳白色，较粗短，自腹吸盘后体壁向腹面卷曲形成抱雌沟。雌虫较雄虫细长，尤以前部明显，消化道内含较多血液，故虫体略呈暗褐色。观察时应注意腹吸盘的位置及特征。

（二）日本血吸虫成虫玻片标本

低倍镜下观察日本血吸虫成虫玻片标本时，可见以下内容（图2-27）。

1. **雄虫** 日本血吸虫雄虫的口吸盘位于虫体前端，腹吸盘明显突出呈杯状。吸盘后的虫体较扁平，两侧向腹面卷曲形成抱雌沟。肠管在腹吸盘附近分为左右两肠支，并在虫体后部1/3之处又联合为单一盲管，终至虫体末端。雄虫的睾丸呈椭圆形，一般为7个，呈串珠状排列，位于腹吸盘略后方。

2. **雌虫** 日本血吸虫雌虫的吸盘较雄虫小，不甚明显。肠管与雄虫相同（因含血液多，固定后呈黑色），但两肠支于卵巢后、虫体中部略后处汇合。雌虫体内呈椭圆形，染色较深的，即为卵巢。在两肠支之间可见一细长管向前延伸到腹吸盘位置，即为卵黄腺，内含许多虫卵。在卵巢后的肠管周围能被染为红色小叶状的，即为子宫。

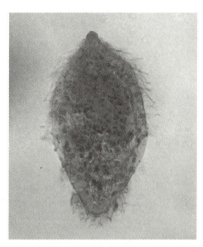

图2-27 日本血吸虫毛蚴

（三）日本血吸虫毛蚴染色标本

低倍镜下观察毛蚴染色标本，毛蚴外形与活动时的长椭圆形不同，呈梨形，一般前端较宽，其中央具一锥形顶突，体表被有纤毛。

（四）日本血吸虫子胞蚴染色标本

观察子胞蚴染色标本，子胞蚴呈袋状，内含许多尾蚴。因尾蚴的成熟程度不同，所以其外形不甚典型。

（五）中间宿主（钉螺）

钉螺外形小，形似稻谷。钉螺螺壳小，呈圆锥形，底大顶端尖，有6~8个右旋的螺层，壳口呈卵圆形，略向外翻，表面有纵肋者，称为肋壳钉螺，壳长约为10mm，宽约为4mm。壳面光滑者称为光壳钉螺，壳长约为6mm，宽约为3mm。活钉螺伸出软体部时，可见头部有一对触角，其基部黑色眼点之上有黄色色素颗粒形成的聚集区，称为假眉。

（六）日本血吸虫感染动物的病理标本

1. **日本血吸虫寄生于家兔肠系膜的病理标本** 注意观察标本中肠系膜静脉内乳白色或黑色的日本血吸虫成虫，可见肠壁上有明显灰白色小结节，即为血吸虫卵引起组织反应后形成的虫卵肉芽肿。

2. **日本血吸虫寄生于家兔肝脏的病理标本** 日本血吸虫卵导致的肉芽肿表现为肝

脏表面多数灰色或黄色的小结节，使肝呈萎缩状，表面不平整，可见散在的浅沟纹，略似槟榔，故有槟榔肝之称。

  3. 虫卵沉积在肝脏的组织切片标本 观察该标本时，可见肝组织切片肉芽肿中心为一团团蜕变或坏死的日本裂体吸虫卵、细胞和成纤维细胞等。其周围有许多炎性细胞浸润，及大量嗜酸性细胞和成纤维细胞等。

注意事项

  观察日本血吸虫卵时，注意从卵壳的厚薄、卵壳外的黏附物及卵内容物将日本裂体吸虫与似蚓蛔线虫卵相区别。

实验报告

  （1）绘制日本血吸虫卵形态图。
  （2）列表比较四种吸虫成虫的形状、寄生部位、保虫宿主、中间宿主、感染方式和途径。

附 动物的日本血吸虫人工感染与解剖

1. 实验动物的人工感染

  （1）选含日本血吸虫的阳性钉螺4~5只放入小三角烧瓶内，加水至瓶口，用小尼网盖于瓶口上，勿使之接触水面，于25℃左右条件下静置2~3小时，尾蚴即可自钉螺内逸出，集于水面，用放大镜可查见。

  （2）将受感染动物（家兔或小白鼠）编号，将其腹部向上牢固绑于解剖板上，剪去腹毛，用清水润湿皮肤。

  （3）取洁净玻片放于玻片上，用白金环蘸取水上层尾蚴，在玻片上滴数滴，在解剖镜下对尾蚴进行计数，根据实验需要确定尾蚴数。一般家兔的尾蚴数为500~800条，小白鼠则需40条左右。

  （4）用镊子将上述已计数的玻片翻转覆盖于剪去腹毛后润湿的受感染家兔或小白鼠腹部，放置20分钟后，移去玻片，并镜检其腹部有无残存的尾蚴，以精确计算感染量。感染完毕将家兔或小白鼠饲养待用。

2. 实验动物的解剖

  （1）感染日本血吸虫动物的解剖时间视需要而定，如欲检获日本血吸虫成虫，可于感染1个月后解剖。解剖的方法是将动物处死后，固定于解剖板上，将其腹部向上，用解剖剪沿中线将皮肤肌肉剪开、剥离，勿伤及内脏，注意观察有无腹水外逸。

  （2）牵开肠管暴露肠系膜静脉和肝门静脉，仔细观察动物的血管内有无日本血吸虫成虫。然后，用解剖针挑破血管，将成虫挑于盛有生理盐水的培养皿内，观察其外形及雌雄合抱情况。

（3）观察动物的肝脏、肠壁等组织的病变。用剪刀取病变处肠黏膜组织约米粒大小，置于两玻片之间进行压片镜检，观察其中虫卵与粪便中虫卵有何不同。

附 日本血吸虫环卵沉淀试验

环卵沉淀试验是抗原抗体反应的一种类型。由于日本血吸虫卵内成熟毛蚴分泌、排泄的抗原物质，它们能透过卵壳上的微孔渗出，该抗原抗体物质与日本血吸虫病患者血清中的相应抗体结合后，在虫卵周围可形成半透明泡状或指状沉淀物，即显示环卵沉淀试验呈阳性。操作步骤如下。

（1）在洁净的玻片中央加 2 滴待检血清，用消毒针尖挑取日本血吸虫卵 100~150 个，加入血清中混匀。

（2）覆以 22mm×22mm 玻片，四周用石蜡密封，置于 37℃温箱中孵育 48~72 小时后，镜检观察结果。

（3）如在完整日本血吸虫卵的外周出现半透明泡状、指状、片状或带状沉淀物，即为环卵沉淀反应阳性，卵壳破裂者不计。环卵沉淀试验需统计环沉率，环沉率 = 阳性反应虫卵数/实际观察虫卵数。凡环沉率大于 5% 者可报告为阳性。反应强弱判定如下。

1）"-"：表示虫卵周围光滑无沉淀物，或有小于 10μm（相当于两个红细胞大小）的泡状沉淀物。

2）"+"：表示虫卵周围的泡状、指状沉淀物的面积小于虫卵面积的 1/4，有细长卷曲的带状沉淀物小于虫卵的长径，片状沉淀物小于虫卵的 1/2。

3）"++"：表示虫卵周围的泡状、指状沉淀物的面积大于虫卵面积的 1/4，细长卷曲的带状沉淀物相当于或超过虫卵的长径，片状沉淀物大于虫卵的 1/2。

4）"+++"：表示虫卵周围的泡状、指状沉淀物的面积大于虫卵面积的 1/2，细长卷曲的带状沉淀物相当于或超过虫卵长径的 2 倍，片状沉淀物等于或超过虫卵的大小。

第三节 绦虫纲

链状带绦虫

链状带绦虫又称猪带绦虫、猪肉绦虫、有钩绦虫，是我国主要的人体绦虫，古代医书称之为寸白虫或白虫，是最早记载的人体寄生虫之一。成虫寄生在人小肠内，引起猪带绦虫病。幼虫寄生于人或猪的肌肉等组织内，引起猪囊尾蚴病。

实验目的

1. **掌握** 猪肉绦虫卵及猪肉绦虫孕节的形态特征。
2. **熟悉** 猪肉绦虫成虫及囊尾蚴的外形特征。
3. **了解** 猪肉绦虫的生活史和寄生于人或动物体内的病理现象。

标本与器材

（1）放大镜、显微镜等。

（2）猪肉绦虫卵玻片标本，猪肉绦虫成虫的头节、成节、孕节、囊尾蚴染色标本。

（3）猪肉绦虫成虫液浸标本、猪肉绦虫成虫囊尾蚴液浸标本，"米猪肉"液浸标本，感染猪肉绦虫囊尾蚴的猪脑病理标本。

实验内容

一、自学

（一）猪肉绦虫卵玻片标本

低倍镜下观察猪肉绦虫卵的大小、外形，高倍镜下观察其外形结构，可见猪肉绦虫卵呈球形，直径为31~43μm。卵壳极薄，无色透明，易破裂，故自患者粪便排出的虫卵多无卵壳，卵壳内有一圈较厚、棕黄色的呈放射状条纹，即胚膜，卵壳与胚膜之间有一明显的空隙，空隙内有颗粒。虫卵胚膜内为一个球形的六钩蚴，若光线强弱适宜，仔细调节显微镜的细准焦螺旋，可观察到幼虫体内的反光小钩（图2-28）。

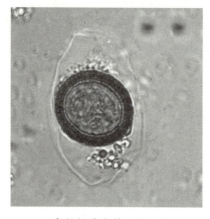
完整的猪肉绦虫卵

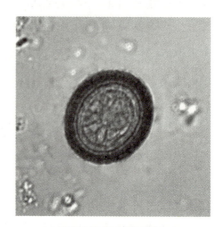
不完整的猪肉绦虫卵

图2-28 猪肉绦虫卵

（二）猪肉绦虫成虫的孕节染色标本

用放大镜观察猪肉绦虫成虫的孕节染色标本时，可见猪肉绦虫成虫的孕节，子宫两侧分支不甚规则，每侧分支数一般为7~13支（图2-29）。

（三）猪肉绦虫成虫的囊尾蚴染色标本

用低倍镜观察猪肉绦虫成虫囊尾蚴的头端，可见囊尾蚴的头端有4个吸盘和呈放射状排列整齐的两圈小钩。

二、示教

（一）猪肉绦虫成虫的头节染色标本

猪肉绦虫成虫的头节呈球形，有4个明显的杯状吸盘，头端中央处突起为顶突，围绕顶突有大小不等的两圈小钩呈放射状排列（图2-30）。

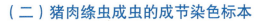

图2-29 猪肉绦虫孕节

（二）猪肉绦虫成虫的成节染色标本

观察猪肉绦虫成虫的成节染色标本，可见雌、雄生殖器官同节，节片中央有一直管状的子宫，卵巢分三叶，节片下缘子宫左右各有一叶较大，中央附叶较小，位于子宫与阴道间，睾丸滤泡150~200个，密集于节片两侧，近节片下缘有卵黄腺。在节片中部有两条略为横向的管道，上面的为输精管，下面的为阴道。它们共同通向位于节片一侧的肌质生殖腔内，节片两侧靠近体壁处有两条纵向的管道，即为排泄管。

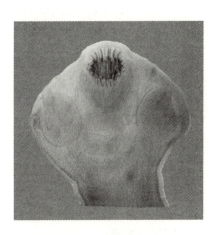

图2-30 猪肉绦虫头节

（三）猪肉绦虫成虫液浸标本

猪肉绦虫成虫体长为2~4m，呈乳白色或棕黄色，节片较薄，体壁略透明，头节很小，呈球状，直径为0.6~1mm，颈部纤细。链体节片多为短宽形，为幼节；中部节片近正方形，为成节；后端节片多为长方形，为孕节。

（四）猪肉绦虫成虫囊尾蚴液浸标本

用肉眼观察猪肉绦虫成虫囊尾蚴液浸标本，可见囊尾蚴为乳白色，似一粒黄豆大小，囊壁略透明，囊内充满液体，靠囊壁内可见一白色小点，即为其头节。

（五）"米猪肉"液浸标本和感染猪肉绦虫囊尾蚴的猪脑病理标本

肉眼观察"米猪肉"液浸标本中囊尾蚴的寄生情况，观察囊尾蚴的大小、外形、颜色。在这些标本中，可见椭圆形小洞穴（囊尾蚴已脱落），有的洞穴内仍有乳白色的囊尾蚴寄生，在猪脑的脑膜下，可见许多半透明的呈椭圆形的囊状小泡，即为猪囊尾蚴。

注意事项

猪肉绦虫卵的卵壳极薄,无色透明,且易破裂,宜采用较弱的光进行观察。

实验报告

绘制猪肉绦虫卵形态图。

肥胖带绦虫

肥胖带绦虫又称牛带绦虫、牛肉绦虫或无钩绦虫,它与猪带绦虫同属带科、带属,两者形态和发育过程相似。

实验目的

1. 掌握　牛肉绦虫成虫的孕节的形态特征。
2. 熟悉　牛肉绦虫成虫及牛肉绦虫成虫的囊尾蚴的外形特征。
3. 了解　牛肉绦虫的生活史,猪肉绦虫与牛肉绦虫的形态区别。

标本与器材

(1) 放大镜、显微镜等。
(2) 牛肉绦虫成虫液浸标本。
(3) 牛肉绦虫成虫的头节、成节、孕节、囊尾蚴染色标本。

实验内容

一、自学

(一)牛肉绦虫成虫的孕节染色标本

用放大镜观察牛肉绦虫成虫的孕节染色标本时,可见牛肉绦虫成虫孕节,子宫两侧分支比较对称整齐,每侧分支数一般为15~30支(图2-31)。

(二)牛肉绦虫成虫囊尾蚴染色标本

用低倍镜观察牛肉绦虫成虫囊尾蚴的头端,可见囊尾蚴的头节只有4个吸盘,无小钩。

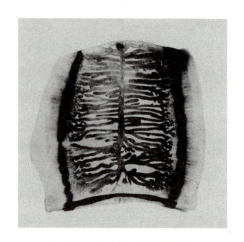

图2-31　牛肉绦虫成虫的孕节

二、示教

（一）牛肉绦虫成虫的头节染色标本

牛肉绦虫成虫的头节呈方形，只有 4 个吸盘，无顶突及小钩（图 2-32）。

（二）牛肉绦虫成虫的成节染色标本

观察牛肉绦虫成虫的成节，子宫明显，卵巢分两叶，其他结构与猪肉绦虫大体相同。

（三）牛肉绦虫成虫液浸标本

牛肉绦虫成虫与猪肉绦虫成虫形态基本相似，不同之处是牛肉绦虫成虫的节片较肥厚，体壁不透明，虫体长一般为 4~8m。

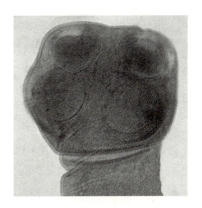

图 2-32　牛肉绦虫成虫的头节

注意事项

注意与猪肉绦虫进行比较观察。

实验报告

列表区别猪肉绦虫和牛肉绦虫的体长、头节、成节、孕节等。

细粒棘球绦虫

细粒棘球绦虫又称包生绦虫，其幼虫棘球蚴也称包虫，寄生于人体和多种食草类家畜的内脏，引起棘球蚴病（又称包虫病）。

实验目的

了解　细粒棘球绦虫幼虫和成虫的形态特征和寄生于动物肝脏的病理现象。

标本与器材

（1）显微镜等。

（2）细粒棘球绦虫原头蚴染色玻片标本、细粒棘球绦虫的成虫染色玻片标本。

（3）细粒棘球绦虫液浸标本，细粒棘球绦虫感染动物肝脏的液浸标本。

实验内容

一、自学

细粒棘球绦虫原头蚴染色玻片标本：先在低倍镜下找到呈椭圆形的紫红色的原头

蚴，换高倍镜观察，可看到凹陷的顶突上面有着色浅的小钩，其下缘两侧有着色较深呈圆形或椭圆形的吸盘。有的原头蚴的顶突已向外翻出，这与成虫的头节相似。

二、示教

（一）细粒棘球绦虫的成虫染色玻片标本

虫体长为1.5~5.0mm，共分3~4个节片，末节约为体长的一半，头节小，有4个吸盘，顶突上有两圈小钩，幼节内无明显的结构，成节可见子宫及呈圆形的睾丸，卵巢界限不清晰。孕节子宫呈囊状膨大，内含不同发育期的虫卵。

（二）细粒棘球绦虫液浸标本

在标本中可见呈乳白色、大小不等、发育程度不同的棘球蚴。囊壁较薄，略透明似粉皮状，囊内充满半透明液体，包含着育囊、子囊等。

（三）细粒棘球绦虫感染动物肝脏的液浸标本

肉眼观察受细粒棘球绦虫感染的骆驼肝，有一些大小不等的洞穴，有的棘球蚴已脱落，但可见洞穴边缘有一层较厚的致密结构，即为宿主纤维组织形成的包在棘球蚴外面的外膜。有的肝脏洞穴内还可见残留的棘球蚴。

注意事项

细粒棘球绦虫卵与猪、牛带绦虫卵基本相同，在光学显微镜下难以区别。

实验报告

绘制细粒棘球绦虫原头蚴形态图。

曼氏迭宫绦虫

曼氏迭宫绦虫又称孟氏裂头绦虫。成虫主要寄生于猫科动物，偶然寄生于人体；但中绦期裂头蚴可在人体寄生，导致曼氏裂头蚴病，其危害远较成虫为大。

实验目的

了解　曼氏迭宫绦虫卵、幼虫、成虫的形态特征。

标本与器材

（1）显微镜等。

（2）曼氏迭宫绦虫卵、头节玻片标本，曼氏迭宫绦虫第一中间宿主（剑水蚤）染色玻片标本。

（3）曼氏迭宫绦虫成虫液浸标本，裂头蚴寄生于蛙肌肉组织的标本。

实验内容

一、自学

曼氏迭宫绦虫卵玻片标本：虫卵呈近椭圆形，两端稍尖，不对称，大小为（52~68）μm×（32~43）μm，呈浅灰黄色，卵壳较薄均匀，有卵盖且大，一般位于更尖的一端，衔接紧密，交界不十分明显，需要仔细调节微调才能看清。卵内含一个卵细胞及许多卵黄细胞，细胞界限不清晰，充满整个虫卵（图2-33）。

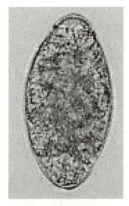

图2-33 曼氏迭宫绦虫卵

二、示教

（一）曼氏迭宫绦虫头节玻片标本

曼氏迭宫绦虫属于假叶目，其虫体有一个重要特点，即头节很小，长为1~1.5mm，宽为0.4~0.8mm，呈指状，在其背腹两面各有一条纵行凹陷的吸槽。

（二）曼氏迭宫绦虫成虫液浸标本

观察曼氏迭宫绦虫的成虫液浸标本，可见虫体呈乳白色，长为1m左右，头节很小，颈部细长，链体节片一般均宽大而长，体壁略透明。自其前端靠后至末端的节片中央，肉眼可看到每一节片中间有一近三角形的白色点状物，即为子宫。

（三）裂头蚴寄生于蛙肌肉组织的标本

观察裂头蚴寄生于蛙肌肉组织的标本时，在蛙股部肌肉可见一条白色裂头蚴虫体的片段，因剥离不全看不到头节，用放大镜观察可见虫体无分节现象，而体壁表面有环纹。

（四）曼氏迭宫绦虫第一中间宿主（剑水蚤）染色玻片标本

观察曼氏迭宫绦虫第一中间宿主（剑水蚤）染色玻片标本时，可见虫体分节，有附肢，虫体末端体外两侧有一对卵巢。

注意事项

注意曼氏迭宫绦虫卵与斯氏狸殖吸虫卵的区别，应从它们的形状、颜色、卵壳、卵盖等结构比较，即可得出结论。

实验报告

绘制曼氏迭宫绦虫卵形态图。

微小膜壳绦虫

微小膜壳绦虫也称短膜壳绦虫。该虫主要寄生于鼠类，亦可寄生于人体，引起微小膜壳绦虫病。

实验目的

了解 微小膜壳绦虫卵、成虫的形态特征。

标本与器材

（1）显微镜等。
（2）微小膜壳绦虫卵、成虫头节玻片标本。
（3）微小膜壳绦虫的成虫液浸标本。

实验内容

一、自学

观察微小膜壳绦虫卵玻片标本，可见虫卵呈卵圆形，大小为（48~60）μm×（36~48）μm，卵壳薄，无色透明，胚膜较带绦虫卵薄，放射条纹也不明显。在其胚膜两端略尖处（称为极）各发出4~8条丝状物伸出胚膜与卵壳之间，胚膜内含有1个六钩蚴。

二、示教

（一）微小膜壳绦虫的成虫头节玻片标本

微小膜壳绦虫头节小，呈圆形，有4个吸盘，顶突短而圆，可伸出头节前端，亦可凹陷于头节内，顶突上有一圈小钩。

（二）微小膜壳绦虫的成虫液浸标本

微小膜壳绦虫成虫呈乳白色，体长为50~80mm，由100~200个节片组成，每个节片均宽大于长。

注意事项

注意微小膜壳绦虫卵与带绦虫卵的形态区别。

实验报告

绘制微小膜壳绦虫卵形态图。

实验三　医学原虫

第一节　叶足虫纲

溶组织内阿米巴与结肠内阿米巴

溶组织内阿米巴又称痢疾阿米巴，主要寄生于人体结肠，在一定条件下侵入肠壁组织，引起阿米巴痢疾，也可随血液侵入肝、肺、脑等组织，引起肠外阿米巴病。

结肠内阿米巴一般是非致病性的，虽寄生在人类消化道内但并不侵入人体组织且无临床症状。当大量原虫寄生或宿主免疫力低下时或合并细菌感染而致肠功能紊乱时，可出现症状。

实验目的

1. 掌握　溶组织内阿米巴滋养体和包囊的形态特征，溶组织内阿米巴滋养体和包囊与结肠阿米巴滋养体和包囊的鉴别要点。

2. 了解　溶组织内阿米巴滋养体的运动特点，溶组织内阿米巴寄生于人或动物体内的病理现象。

标本与器材

（1）显微镜等。

（2）溶组织内阿米巴滋养体和包囊染色标本、结肠内阿米巴包囊染色标本。

（3）自由生活阿米巴滋养体（活标本）。

（4）溶组织内阿米巴肝脓肿和肠溃疡病理标本。

实验内容

一、自学

（一）溶组织内阿米巴包囊染色标本（生理盐水涂片法）

在低倍镜下观察溶组织内阿米巴包囊染色标本时，可见包囊的形状如句号，呈淡蓝色。在高倍镜下，可见包囊的大小似一粒绿豆（直径为 5~20μm），囊壁薄，胞质呈细颗粒状，胞核 1~4 个，但不易看清，常需用碘染色后再观察。在未成熟的包囊中，隐约可见反光的一个或数个拟染色体，拟染色体呈短棒状，两端钝圆（图 3-1）。

（二）溶组织内阿米巴包囊染色标本（碘染色法）

在生理盐水涂片上加一滴1%碘染液，染色后，在高倍镜下可见包囊呈棕黄色。除观察包囊的大小、形状及囊壁厚度外，应着重观察细胞核。细胞核呈球形，有1~4个，分布于包囊中的不同平面，为看清核的结构，必须随时调节细准焦螺旋。每个核的中央有一小点状的细调节轮即为核仁。成熟包囊有4个核。在未成熟的包囊中，细胞质内可见呈棕色的糖原泡，边缘模糊。溶组织内阿米巴包囊拟染色体不如生理盐水中清晰（图3-1）。

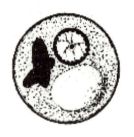 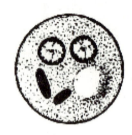 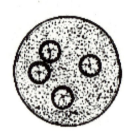

包囊（单核）　　　　包囊（双核）　　　　包囊（四核成熟包囊）

图3-1　溶组织内阿米巴包囊

（三）结肠内阿米巴包囊染色标本

结肠内阿米巴包囊染色标本制片及观察方法同上，此包囊体积较大，直径为10~30μm，囊壁较厚，有细胞核1~8个，呈球形，核仁呈扁心状。成熟包囊有8个核。在未成熟包囊中，细胞质内可见拟染色体，呈碎玻璃状或草束状，且两端参差不齐（图3-2）。

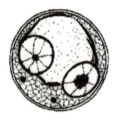 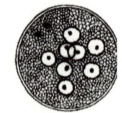

图3-2　结肠内阿米巴包囊

二、示教

（一）溶组织内阿米巴滋养体染色标本（铁苏木素染色）

在油镜下，可见溶组织内阿米巴滋养体多呈椭圆形，内外质界限分明，直径为12~60μm，可见舌状或指状的伪足，细胞核可被染成蓝黑色，呈球形，占虫体的1/5~1/4。而细胞核周染色质颗粒大小均匀，排列整齐，核仁细小，位于细胞核中央，与核膜有网状核丝连结。细胞质内有被吞噬的红细胞，呈蓝黑色。

（二）溶组织内阿米巴包囊染色标本（铁苏木素染色）

在油镜下，可见溶组织内阿米巴包囊细胞核的构造与滋养体相同。拟染色体呈黑色棒状，两端钝圆，为一个或数个；在染色过程中糖原泡被溶解，只留下相应的空隙。观察时，应注意其包囊的大小、形状、细胞核的数目与构造、核仁位置。

（三）结肠内阿米巴包囊染色标本（铁苏木素染色）

与碘染色相比，结肠内阿米巴包囊的结构更为清楚。观察时注意它与溶组织内阿米巴包囊比较，二者有何异同。

（四）自由生活阿米巴滋养体（活标本）

吸取培养液于玻片上，加盖玻片，低倍镜下找到虫体，将光线调暗，转高倍镜下观察虫体的伪足形状及运动方式等。

（五）阿米巴肝脓肿病理标本

阿米巴肝脓肿多位于肝右叶，随病变发展脓肿扩大，病变处肝细胞被溶解，剩下的小肝胆管、肝动脉、肝静脉等可呈现为破棉絮状溃疡。若干阿米巴肝小脓肿可融合成单一的大脓肿。

（六）阿米巴肠溃疡病理标本

用肉眼或放大镜观察阿米巴肠溃疡病理标本，可见结肠黏膜表面有许多分散的小突起，突起中央有针尖大小的孔，四周黏膜完整，略高于平面，呈现为纽扣状溃疡（若是组织切片，则呈现为烧瓶状溃疡，溃疡之间黏膜仍然正常）。

注意事项

进行溶组织内阿米巴包囊和结肠内阿米巴包囊标本观察时，应注意两种阿米巴包囊的大小、囊壁的厚薄、细胞核的数目、核仁的位置、拟染色体的形状，这些是综合鉴定溶组织内阿米巴包囊和结肠内阿米巴包囊的重要依据。

实验报告

绘制溶组织内阿米巴滋养体和包囊形态图。

第二节　鞭毛虫纲

阴道毛滴虫

阴道毛滴虫简称阴道滴虫，主要寄生于女性的阴道和尿道，也可感染男性的泌尿生殖系统，引起滴虫性阴道炎和尿道炎，又称滴虫病，是以性传播为主的一种感染性疾病。

实验目的

掌握　阴道毛滴虫滋养体的形态特征。

标本与器材

（1）显微镜等。

（2）阴道毛滴虫滋养体瑞氏或姬氏染色标本。

（3）阴道毛滴虫人工培养液。

实验内容

自学

（一）阴道毛滴虫滋养体瑞氏或姬氏染色标本

虫体呈椭圆形或梨形，宽为 10~15μm，长可达 30μm；有 1 个呈长椭圆形的泡状细胞核，染色较深，位于虫体前端 1/3 处；有 4 根前鞭毛和 1 根后鞭毛，后鞭毛伸展与虫体波动膜外缘相连，波动膜位于虫体前 1/2 处，有 1 根纤细透明的轴柱，由前向后纵贯虫体，并自虫体后端伸出体外（图 3-3）。

（二）阴道毛滴虫人工培养液

取阴道毛滴虫人工培养液做成阴道毛滴虫生理盐水涂片。观察时，先用低倍镜找到虫体，再换高倍镜进行观察。当温度适宜时，新鲜标本中的虫体运动活泼，虫体呈水珠状或球形，多在原地滚动。虫体前鞭毛不断摆动，可见其从前向后做波浪状运动，轴柱贯穿虫体，并从后端伸出。

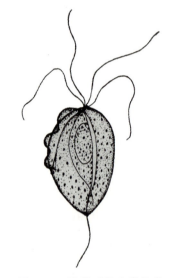

图 3-3　阴道毛滴虫滋养体

注意事项

轴柱由前向后纵贯虫体并自虫体后端伸出体外，在染色玻片中形似虫体后端又具 1 根鞭毛，要认真识别。

实验报告

绘制阴道毛滴虫滋养体形态图。

蓝氏贾第鞭毛虫

蓝氏贾第鞭毛虫又称贾第虫,主要寄生于人体小肠,引起以腹泻为主要症状的贾第虫病。

实验目的

掌握 蓝氏贾第鞭毛虫滋养体和包囊形态特征。

标本与器材

(1) 显微镜等。
(2) 蓝氏贾第鞭毛虫包囊培养液。
(3) 蓝氏贾第鞭毛虫滋养体玻片标本(铁苏木素染色)。

实验内容

一、自学

观察蓝氏贾第鞭毛虫包囊(生理盐水涂片)时,先用低倍镜找到包囊后再换高倍镜观察,包囊大小为(10~14)μm×(7.5~9)μm,呈椭圆形。经碘染液染色后观察,可见包囊呈黄绿色,囊壁较厚,囊壁与虫体之间有明显的间隙。未成熟包囊有2个细胞核,成熟包囊有4个细胞核,细胞核多偏于一端。囊内可见到鞭毛、丝状物、轴柱等(图3-4)。

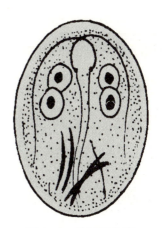

图3-4 蓝氏贾第鞭毛虫包囊

二、示教

观察蓝氏贾第鞭毛虫滋养体(铁苏木素染色)玻片标本时,可见虫体呈倒置半边梨形,大小为(9.5~12)μm×(5~15)μm,厚为2~4μm;背面隆起,腹面扁平,腹面前半部向内凹陷,形成吸盘陷窝,陷窝底部有2个细胞核,有1对轴柱由前向后延伸,轴柱中部附近有1对半月形的虫体。该虫体有8根鞭毛,成对排列,即前、中、腹、后各1对,但常看不太清楚。

注意事项

用生理盐水涂片方法制作的蓝氏贾第鞭毛虫包囊,细胞核不太清楚,常需制作碘染色片,方法是加一滴1%碘染液于该生理盐水涂片上观察。

实验报告

绘制蓝氏贾第鞭毛虫包囊形态图。

杜氏利什曼原虫

杜氏利什曼原虫又称黑热病原虫，其生活史有前鞭毛体和无鞭毛体两个发育阶段。前者寄生于媒介昆虫白蛉的消化道内，后者寄生于人及其他哺乳类动物的巨噬细胞内，引起利什曼病即黑热病。

实验目的

了解 杜氏利什曼原虫无鞭毛体和前鞭毛体的形态特征。

标本与器材

（1）显微镜等。
（2）杜氏利什曼原虫无鞭毛体和前鞭毛体染色标本。

实验内容

自学

（一）杜氏利什曼原虫无鞭毛体染色标本

杜氏利什曼原虫无鞭毛体染色标本取自人工感染的小白鼠肝或脾印片，用姬氏或瑞氏染液染色制成。临床标本系从患者骨髓或淋巴结穿刺所得。无鞭毛体的杜氏利什曼原虫寄生于巨噬细胞内，但在制片时，有原虫寄生的巨噬细胞常被推破，故而导致虫体游离。无鞭毛体呈圆形或卵圆形，呈圆形者平均直径为 3.5μm，呈卵圆形者平均大小为 4.4μm×2.8μm，所以必须用油镜才能观察清楚。杜氏利什曼原虫细胞质为浅蓝色，染色过浅或标本褪色时，细胞质轮廓多看不清楚；细胞核大而呈红色，位于虫体一侧，有 1 个动基体，呈细小杆状，亦呈红色。由于根丝体与基体太小，且二者很接近，在普通显微镜下基本不能分辨清楚（图 3-5）。

（二）杜氏利什曼原虫前鞭毛体染色标本

杜氏利什曼原虫前鞭毛体染色标本染色及观察方法同上。成熟的前鞭毛体杜氏利什曼原虫呈梭形，大小为（14.3~20）μm×（1.5~1.8）μm，细胞核位于虫体中部，动基体在前部，基体在动基体之前，由此发出一根鞭毛游离于虫体外（图 3-6）。

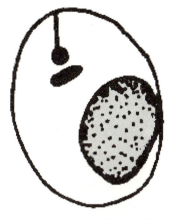 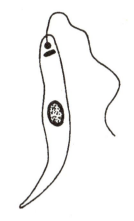

图 3-5　杜氏利什曼原虫无鞭毛体　　　图 3-6　杜氏利什曼原虫前鞭毛体

注意事项

注意将杜氏利什曼原虫无鞭毛体与血小板和红细胞大小做比较。

实验报告

绘制杜氏利什曼原虫无鞭毛体形态图。

第三节　孢子虫纲

疟原虫

疟原虫是引起疟疾的病原体。寄生于人体的疟原虫有4种，分别为间日疟原虫、恶性疟原虫、三日疟原虫和卵形疟原虫。我国主要是间日疟原虫和恶性疟原虫，其他两种少见。

实验目的

掌握　间日疟原虫红内期各期及恶性疟原虫环状体和配子体的形态特征。

标本与器材

（1）显微镜等。

（2）间日疟原虫红内期各期及恶性疟原虫环状体和配子体吉氏染色标本，疟原虫子孢子染色玻片标本，疟原虫囊合子染色玻片标本。

人体寄生虫学常用技术

实验内容

一、自学

（一）间日疟原虫薄血膜标本

该标本来自间日疟患者，经推片并用姬氏或瑞氏染液染色而成。先用低倍镜观察血膜染制情况，再选择厚薄适度、血细胞呈单层均匀分布、染色较好的部分，用油镜观察，在红细胞内寻找环状体（R）、大滋养体（T）、裂殖体（S）和配子体（G）。特点是：细胞质呈蓝色，细胞核呈深红色，疟色素呈黄褐色。

观察时，应注意受染红细胞的变化，并将其与白细胞和附着在红细胞上的血小板、染料渣和细菌等相区别。间日疟原虫各期形态特征如下所示。

1. 环状体（早期滋养体） 间日疟原虫的环状体通常位于受染红细胞中央。细胞质呈环状，大小约为红细胞直径的1/3。间日疟原虫有1个细胞核，呈小圆点状位于环上，颇似戒指的宝石（图3-7）。

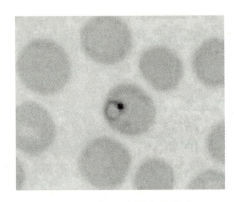

图3-7 间日疟原虫环状体

2. 大滋养体（晚期滋养体） 晚期滋养体间日疟原虫有1个细胞核，稍长大。细胞质外形不规则，呈阿米巴状，其内部常有空泡。疟色素呈棕黄色、烟丝状，散在分布，量较少。红细胞胀大，红细胞膜上出现红色的薛氏小点，红细胞颜色变浅（图3-8）。

3. 裂殖体 间日疟原虫的细胞核分裂成两个或两个以上，称为裂殖体，成熟的裂殖体内含有12~24个裂殖子（通常为16个），疟色素呈棕黄色，常聚集在胞质内的一侧。红细胞胀大，红细胞膜上出现红色的薛氏小点，红细胞颜色变浅（图3-9）。

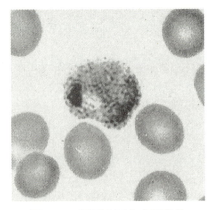

图3-8 间日疟原虫大滋养体

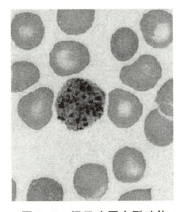

图3-9 间日疟原虫裂殖体

4. 配子体　成熟的配子体较大，略呈圆形，细胞质边缘整齐，有细胞核1个，疟色素多而散在。

（1）雄配子体的细胞核大而疏松，多位于细胞质中部，细胞质浅蓝而略带红色（图3-10）。

（2）雌配子体的细胞核较小而致密，多偏于细胞质的一侧，细胞质呈深蓝色（图3-11）。

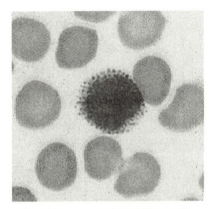

图3-10　间日疟原虫雄配子体

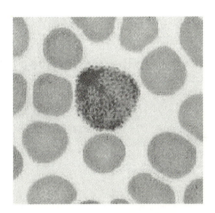

图3-11　间日疟原虫雌配子体

（3）雌雄配子寄生的红细胞均胀大，红细胞膜上出现红色的薛氏小点，红细胞颜色变浅。

（二）间日疟原虫厚血膜标本

制作间日疟原虫厚血膜标本时，采血量大，使检出轻度感染的可能性增加；但因厚血膜小，细胞重叠、干燥，以致虫体皱缩、空泡消失、胞浆变形，同薄血膜相比，其形态上有所改变，不易鉴定虫种。同时，厚血膜经过溶血，无正常红细胞做对比，给诊断带来一定困难。厚血膜中，疟原虫各期的体积都略有缩小，其中环状体和滋养体的形态改变较大，而裂殖体和配子体的形态无明显变化。由于厚、薄血膜优缺点互补，故对间日疟原虫进行检查时，常在一张玻片上做厚、薄两种血膜标本，先查厚血膜，当鉴别虫种有困难时，再查薄血膜。间日疟原虫在厚血膜中的特征如下所示。

1. 环状体（早期滋养体）　间日疟原虫在厚血膜中的环状体呈环状，或因环断裂、空泡消失而呈各种形状，可呈"！"形，"，"形，也可似鸟眼、飞鸟等多种形状。其细胞质呈蓝色，细胞核呈深红色。

2. 大滋养体（晚期滋养体）　晚期滋养体虫体较大，细胞质呈蓝色，形态变化很大，常呈阿米巴状，或收缩断裂分散成大小不等的团块。细胞核呈深红色，位于细胞质中或在细胞质的一边，疟色素呈黄棕色，分布不均匀，有时只能看到细胞质，疟色素观察不清。

3. 裂殖体　间日疟原虫在厚血膜中的裂殖体的细胞质未破时，体积略有缩小，着色较深，其余与薄血膜上裂殖体形态一致。胞质破裂时，则形成大小不等的团块。

4. 配子体　间日疟原虫在厚血膜中的配子体体积较大，呈圆形或卵圆形，细胞质均匀，有1个细胞核，较大。有的配子体形态与滋养体相似，但前者疟色素颗粒粗、多且分散，有沿边分布的现象。有的配子体细胞质断裂，细胞质部分或全部消失，只留下细胞核和疟色素；或细胞核和细胞质均消失，只留下疟色素。

（三）恶性疟原虫环状体（薄血膜）

恶性疟原虫环状体一般位于受染红细胞边缘，环较小，一般仅为红细胞直径的1/6左右。环状体内1个红细胞内可感染1个环状体，也可感染2个或3个以上。1个环状体可有1个细胞核，也可有2个细胞核（图3-12）。

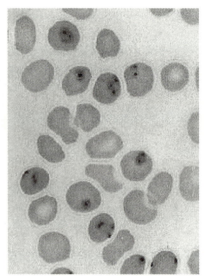

图3-12　恶性疟原虫环状体

（四）恶性疟原虫配子体（薄血膜）

恶性疟原虫配子体呈腊肠形，细胞核位于虫体中部。疟色素呈深棕色、颗粒状或杆状，多位于虫体中央、细胞核的周围，受染红细胞多破裂，仅见残余痕迹。恶性疟原虫的雌、雄配子体有以下特征。

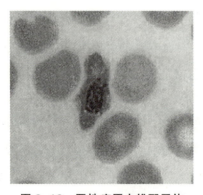

图3-13　恶性疟原虫雄配子体

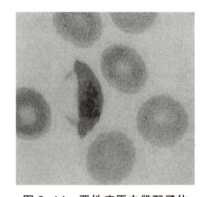

图3-14　恶性疟原虫雌配子体

1. 雄配子体　细胞质蓝而略带红色，两端钝圆；细胞核较大，疏松呈淡红色（图3-13）。
2. 雌配子体　细胞质呈深红色，两端较尖；细胞核较小，致密呈深红色（图3-14）。

二、示教

（一）疟原虫子孢子染色玻片标本

该标本来自阳性按蚊的唾液腺。其子孢子呈长梭形，细胞质呈蓝色，细胞核呈深红色，位于虫体中部。

（二）疟原虫囊合子染色玻片标本

该标本来自阳性按蚊的胃。囊合子较大，呈圆形，染色较深，从蚊胃壁突出。

注意事项

一般情况下，标本中疟原虫密度偏低，所以应耐心仔细按顺序观察，并注意辨别虫体各期与标本中的各种血细胞（尤其是白细胞）、染液沉渣和其他异物，以免混淆。

实验报告

绘制间日疟原虫红内期各期及恶性疟原虫早期滋养体和配子体形态图。

附 小白鼠疟原虫动物接种

1. **实验对象** 感染疟原虫1周左右的小白鼠，正常小白鼠。
2. **实验器材** 消毒针（5ml）、7号针头、灭菌生理盐水、碘酒、乙醇和消毒棉签等。
3. **实验过程**

（1）用消毒针吸取灭菌生理盐水2~3ml，备用。

（2）取感染疟原虫的小白鼠1只，用夹子夹掉眼球或剪断尾巴，让血流出。

（3）用上述注有生理盐水的清毒针吸取流出的小白鼠血0.3~0.5ml，混匀。

（4）用碘酒、乙醇消毒待接种处的小白鼠皮肤，按无菌操作法给每只正常小白鼠腹腔接种0.2~0.3ml疟原虫稀释液。若接种小白鼠血感染度低，可适当增加感染量。接种后将小白鼠放回饲养笼内饲养（供下一次实验课时制片及染色用）。

刚地弓形虫

刚地弓形虫简称弓形虫，世界性分布，动物和人普遍易感，引起人兽共患的弓形虫病。在机体抵抗力下降时，可致严重后果，是一种重要的机会致病原虫。

实验目的

1. **熟悉** 弓形虫滋养体、包囊和卵囊的形态特征。
2. **了解** 弓形虫的生活史发育过程。

标本与器材

（1）显微镜等。

（2）刚地弓形虫滋养体、包囊、卵囊染色标本。

实验内容

一、自学

弓形虫滋养体标本取自感染动物,临床上取急性期患者体液或脑脊液经离心沉淀后取沉渣涂片、姬氏染色检查,或取活检或尸检组织制作切片后染色检查。弓形虫滋养体呈香蕉形或半月形,一端钝圆,一端较尖,一侧扁平,一侧凸起,长为4~7μm,最宽处为2~4μm。细胞质呈蓝色,细胞核呈红色,位于虫体中央。在细胞核与尖端之间,呈浅红色颗粒状的为弓形虫的副核体(图3-15)。

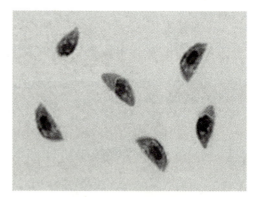

图3-15　弓形虫滋养体

二、示教

(一)弓形虫包囊染色标本

弓形虫包囊呈圆形,外有一层囊壁,内含数个至数千个囊殖体,直径可达30~60μm,此型在慢性感染者的组织细胞内可查见,如脑、视网膜、淋巴结多见。

(二)弓形虫卵囊染色标本

弓形虫卵囊呈卵圆形,具双层囊壁,光滑,微带绿色,10μm×12μm。成熟的卵囊内含2个孢子囊,每个孢子囊内含有4个长形,微弯的子孢子。成熟的卵囊也可在肠上皮细胞破裂后落入肠腔,随粪便排出。

注意事项

弓形虫滋养体微小,需仔细、耐心观察,油镜观察效果稍好。

实验报告

绘制弓形虫滋养体形态图。

实验四　医学节肢动物

第一节　昆虫纲

蚊

蚊属双翅目蚊科，全世界已知 38 属 3350 多种，我国报告 18 属 370 多种，是最重要的一类医学昆虫。与医学有关的主要是按蚊属、库蚊属和伊蚊属。

实验目的

1. *掌握*　三属蚊（按蚊、库蚊、伊蚊）的主要鉴别特征。
2. *熟悉*　蚊的各期形态。
3. *了解*　常见的几种传病蚊种。

标本与器材

（1）放大镜、显微镜等。

（2）雌雄三属蚊成蚊（中华按蚊、微小按蚊、大劣按蚊、致倦库蚊、白纹伊蚊）针插标本。

（3）按蚊幼虫玻片标本，库蚊幼虫玻片标本，雌性按蚊口器封片标本，按蚊翅封片标本，三属蚊蚊卵、蚊蛹封片标本。

（4）三属蚊成蚊、幼虫、蚊蛹活标本。

实验内容

一、自学

用放大镜观察雌雄三属成蚊（中华按蚊、微小按蚊、大劣按蚊、致倦库蚊、白纹伊蚊）针插标本，掌握成蚊形态特征，比较三属成蚊的体色、触须、喙、翅有无黑白斑（环）等。

（一）成蚊形态

1. *头部*　蚊的头部呈球形，两侧有复眼 1 对，复眼内侧有触角 1 对，每一触角分为 15 节，第 1 节呈环状的称为柄节，第 2 节呈球状的称为梗节，其余为鞭节，由 13 个小节组成，每节基部轮生感觉毛。雌蚊的感觉毛短而稀少，雄蚊的感觉毛长而密多。

2. *胸部*　蚊的胸部分为前胸、中胸、后胸。

（1）翅 1 对，由特别发达的中胸长出。

（2）平衡棒 1 对，由后胸长出。

（3）足 3 对，由前、中、后胸各长出 1 对。

3. **腹部**　蚊的腹部分为 11 节，第 1 节不易见，第 2~8 节明显，最末 3 节变为外殖器。雌蚊腹部末端有尾须 1 对，雄蚊腹部末端为钳状的抱器。

（二）三属蚊成蚊的形态比较（图 4-1）

1. **按蚊（中华按蚊）**　虫体呈灰褐色，触须具有 4 个白环，其中顶端 2 个最宽。翅前缘有 2 个大白斑。雌、雄按蚊的触须均与喙等长，雄蚊触须末端两节膨大呈棒状。

2. **库蚊（致倦库蚊）**　虫体呈棕褐色，翅上无斑点；喙无白环，各足跗节无淡色环；腹部背面有基白带，下缘呈弧状（半月形）。雌蚊触须比喙短，雄蚊触须较喙长且尖。

3. **伊蚊（白纹伊蚊）**　虫体呈黑色，间有银白斑纹，中胸盾板正中有一白色纵纹，后足跗节 1~4 节，有基白环，末节全白。雌、雄蚊触须与库蚊的相似。

二、示教

（一）按蚊幼虫玻片标本

按蚊幼虫虫体有 1~7 腹节，背板后外侧各有掌状毛 1 对，第 8 腹节背面有呼吸孔 1 对。

（二）库蚊幼虫玻片标本

库蚊幼虫虫体全身具有毛丛，腹部第 8 节背面有呼吸管 1 个，管细长，呼吸管毛 3 对以上；而伊蚊的呼吸管短粗，呼吸管毛 1 对。

（三）伊蚊幼虫玻片标本

伊蚊幼虫呼吸管短粗，呼吸管毛 1 对。

（四）雌性按蚊口器封片标本

雌性按蚊喙位于头前正中下方，细长呈棒状，它包括以下器官。

（1）下唇 1 个（最粗），呈槽状，表面覆盖鳞片，多呈暗色，末端有 2 个唇瓣。

（2）上唇 1 个（次粗），呈膜质。

（3）舌 1 个（扁薄），位于上唇之下，内含唾液管。

（4）上颚 1 对（末端膨大），呈刀状，其内侧缘具有细齿。

（5）下颚 1 对（末端较窄），呈细刀状，其上具有粗齿。

（五）按蚊翅封片标本

按蚊翅狭长，呈膜质，翅脉上有黑白鳞片，翅后缘有细鳞片形成翅遂。除翅的前缘脉、亚前缘脉外，依次分为 6 条纵脉，其中 2、4、5 纵脉分支，1、3、6 纵脉不分支，即脉序为 1；2.1，2.2，3；4.1，4.2；5.1，5.2；6。此为按蚊的重要特征之一。

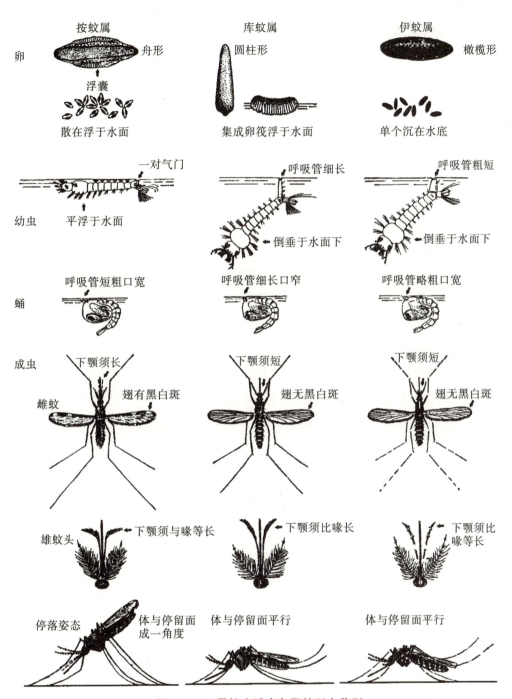

图 4-1 三属蚊生活史各期的形态鉴别

（六）蚊卵封片标本

1. **按蚊卵** 按蚊卵呈舟状，中部两侧有透明的浮囊，单个存在。
2. **库蚊卵** 库蚊卵呈圆锥状，一端钝圆，一端尖，虫卵聚集形成筏状卵块。
3. **伊蚊卵** 伊蚊卵呈橄榄状，为黑色，壳上有花纹，单个存在。

（七）三属蚊幼虫活标本

1. **按蚊幼虫** 无呼吸管，静止时靠掌状毛支持，身体与水面平行，遇惊动时迅速沉入水底。

2. **库蚊幼虫** 呼吸管细长，静止时呼吸管口与水面接触，头下垂，身体与水面呈一定角度，在水中活动迅速。

3. **伊蚊幼虫** 呼吸管短粗，静止时体与水面几乎呈直角，在水中活动较库蚊幼虫缓慢。

（八）三属蚊蚊蛹活标本

蚊蛹活标本呈"逗点状"，静止时以其呼吸管与水面接触，受惊后迅速逃逸。

（九）三属蚊蚊蛹封片标本

1. **按蚊蛹** 按蚊蛹的呼吸管粗而短，呈漏斗状，口阔，有深裂隙。
2. **库虫蛹** 库虫蛹的呼吸管细长，呈管状，口小，无裂隙。
3. **伊蚊蛹** 伊蚊蛹的呼吸管长短不一，口斜呈三角形，无裂隙。

（十）三属蚊成蚊活标本

1. **按蚊** 按蚊体呈灰褐色，静止时体与喙呈一直线，停留面呈一定角度。
2. **库蚊** 库蚊体呈淡褐色，静止时体与喙有一定角度，体与停留面平行。
3. **伊蚊** 伊蚊体多为黑色，停息时体态与库蚊的相同。

实验报告

（1）列表区别三属蚊的成蚊、蚊卵和幼虫。
（2）我国重要的传病蚊种有哪些？

蝇

蝇属双翅目，是一类重要的医学昆虫。我国大约有1500多种，与疾病密切相关的种类多属蝇科、丽蝇科、麻蝇科和狂蝇科。

实验目的

1. **熟悉** 成蝇与传播疾病有关的外部形态。
2. **了解** 蝇各期形态和常见成蝇的鉴别特征。

标本与器材

（1）放大镜、显微镜等。
（2）常见蝇种成蝇（舍蝇、金蝇、绿蝇、麻蝇）针插标本，蝇卵、幼虫、蛹活体标本。

(3)蝇头、翅、足封片标本，蝇幼虫后气门玻片标本。

实验内容

一、自学

取常见蝇种成蝇针插标本，用放大镜观察成蝇的形态结构特征，鉴别常见的几种蝇类。低倍镜下观察蝇头、翅、足封片标本，了解蝇的头、足、翅的形态结构。

1. **成蝇** 呈暗灰色、黑色等，全身被有鬃毛。

(1)头部：成蝇的头部似半球形，有复眼1对；雄蝇两眼间距较小，雌蝇两眼间距较大。头部有触角1对，口器1个。

(2)胸部：成蝇的前胸、后胸退化，中胸特别发达。胸部有翅1对，足3对，足较短，且分节。

(3)腹部：成蝇的腹部呈长椭圆形，仅见5节腹节。

2. **常见4种蝇的形态特征**

(1)舍蝇：体形中等，呈灰黑色，中胸背面有4条明显的纵行黑色条纹，第4纵脉向上弯曲，其末端与第3纵脉相距极近，腹部正中有纵纹。

(2)金蝇：体形肥大，有青绿色金属光泽，头部宽于胸部。复眼呈深红色，颊部呈橙黄色，中胸背部多细长。

(3)绿蝇：体形中等，有绿色金属光泽，颊部呈银白色，中胸背部有鬃，翅第四纵脉向上弯曲。

(4)麻蝇：体形大小中等，胸部呈暗灰色，中胸背板前部中央有3条黑色纵行条纹，第4纵脉强弯成锐角，腹部背面有黑白相间的棋盘状斑。

3. **蝇头、翅、足封片标本** 蝇头、足经10%氢氧化钠处理，脱水呈透明状后封片；翅只经脱水呈透明状即可封片。

(1)蝇头：观察蝇头标本可见头两侧有1对棕褐色复眼，两眼间为额部，额顶部有单眼3个，排成三角形。蝇颜面中央有1根触角芒，头下方有一伸长的口器，末端有膨大的唇瓣两片，唇瓣腹面有对称排列的假气管。口器中部有触须1对，分为2节（图4-2）。

(2)足：观察蝇足标本，可见足分为基、转、股、胫、跗5节，每跗节又可分为5节。蝇足末端有爪和爪垫各1对，中间有1爪间突，爪垫发达，密布黏毛（图4-3）。

(3)翅：观察蝇翅标本可见纵翅脉6条不分支，第4纵脉弯曲形状不一，为属种的鉴别特征之一。

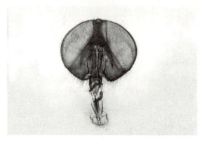
图 4-2 蝇头

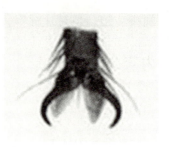
图 4-3 蝇足

二、示教

用放大镜观察蝇卵、幼虫、蛹活体标本，低倍镜下观察蝇幼虫后气门玻片标本。

1. 蝇幼虫后气门玻片标本　蝇幼虫腹部第 8 节后侧有后气门 1 对，由气门环、气门裂和钮孔组成。后气门形状是幼虫分类的重要依据之一。

2. 蝇卵、幼虫、蛹活体标本

（1）蝇卵：乳白色，呈香蕉状，长约为 1mm，黏聚成团。

（2）幼虫（蛆）：乳白色，呈圆柱形，前尖后钝，分节，后端有黑色后气孔 1 对，长为 8~10mm。

（3）蛹：暗褐色，呈圆桶形，长为 5~8mm。

实验报告

（1）我国重要的传病蝇种有哪些？

（2）蝇的哪些外形结构在传播疾病上起重要作用？

蚤

蚤属蚤目，俗称跳蚤，是哺乳类、鸟类的体表寄生虫。我国目前报告有 480 余种，是鼠疫等人兽共患寄生虫病的传播媒介。

实验目的

了解　蚤的一般形态及与传播疾病的关系。

标本与器材

（1）显微镜等。

（2）蚤成虫玻片标本。

实验内容

自学

低倍镜下观察蚤成虫玻片标本,注意蚤的体色、大小、体形、头形、口器、眼的有无、眼刚毛的位置、颊栉、前胸栉、中胸侧板杆、受精囊等形态结构。

蚤成虫虫体小而两侧扁平,全身鬃、刺和栉均向后方生长,无翅,足长且粗,其基节非常发达(图4-4)。

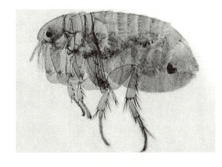

图4-4 蚤

1. 头部 蚤头部略呈三角形,眼下方为颊部,有的蚤在颊部边缘具有若干呈棕褐色的粗的扁刺,排成梳状,称为颊栉。

2. 胸部 蚤胸部分为前、中、后胸3节,每节均由背板、腹板各1块及侧板2块构成。有的蚤在前胸背板后缘有粗壮的呈梳状的扁刺,称为前胸栉。有的蚤在中胸侧板上有侧板杆将侧板分为前后两部分。颊栉、前胸栉、中胸侧板杆等的有无是蚤分类的重要特征之一。

3. 尾端 雌蚤尾端钝圆,第7、8腹节交接处内有几丁质的受精囊,其形态为蚤分类的依据之一。雄蚤尾端向上翘起者为结构复杂的外生殖器,其形态也是蚤分类的重要依据之一。

实验报告

蚤有哪些形态特征?分别传播哪些疾病?

虱

虱属虱目,是哺乳动物和鸟类的体外永久性寄生虫。在人体寄生的主要有人虱和阴虱两种。

实验目的

了解 虱的一般形态及与传播疾病的关系。

标本与器材

（1）放大镜、显微镜等。

（2）虱成虫玻片标本，阴虱封片标本。

（3）寄生于头发的虱液浸标本。

实验内容

示教

（1）用放大镜观察寄生于头发的虱液浸标本，注意虱的体色、大小、体形；低倍镜下观察虱成虫玻片标本，注意虱的头形、口器、抓握器等结构。

虱背腹扁平，分为头、胸、腹3节，呈灰白色，虫体狭长，雌虫可达4.4mm，雄虫略小。虱的头部略呈菱形，触角约与头等长，分为5节，向头两侧伸出。虱的胸部3节融合，足有3对，分为5节。足末端有爪和指状突。虱的腹部分节明显，雄虱尾端呈"V"形，中央有一交尾器，雌虱尾部呈"W"形（图4-5）。

（2）阴虱外形似蟹状，长为1.5~2.0mm，宽约为1.5mm。其胸腹融合，腹节两侧有4对突起，后足特别发达（图4-6）。

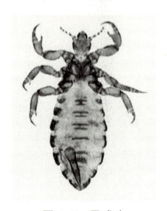

图4-5 虱成虫

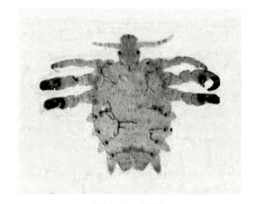

图4-6 阴虱

实验报告

虱有哪些形态特征？分别传播哪些疾病？

第二节 蛛形纲

蜱

蜱属寄螨目蜱总科。

实验目的

1. **熟悉** 蜱成虫的形态特征。
2. **了解** 蜱各期形态和硬蜱与软蜱的区别。

标本与器材

（1）放大镜、显微镜等。
（2）硬蜱成虫针插标本，硬蜱生活史各期液浸标本。
（3）雌雄全沟硬蜱成虫封片标本。

实验内容

一、自学

用放大镜观察硬蜱成虫针插标本，注意硬蜱的大小、外形，低倍镜下观察全沟硬蜱成虫封片标本，注意蜱的形态特征并区别硬蜱和软蜱。

蜱成虫为椭圆形，未吸血时腹背扁平，背面稍隆起，成虫体长 2~10mm，吸饱血后胀大如赤豆或蓖麻子状，可长达 30mm。表皮革质，背面或具壳质化盾板。蜱根据躯体背面有无坚硬的盾板，分为硬蜱和软蜱两大类。成虫在躯体背面有壳质化较强的盾板，通称为硬蜱；无盾板者，通称为软蜱。蜱成虫分颚体和躯体两部分（图4-7）。

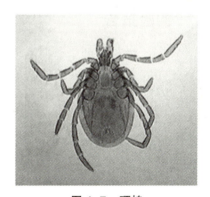

图4-7 硬蜱

1. 颚体（假头）

（1）颚基：位于颚体基部，基后缘略呈弧形凸出。雌蜱颚基背面两侧有椭圆形孔区。
（2）螯肢：1对，呈杆状，由颚体中部伸出，外有鞘包绕，前端有螯趾分齿状的定趾（内侧）和动趾（外侧），螯肢可伸缩。
（3）口下板：呈指状，位于螯肢的腹面，腹面有纵列的倒齿（行数因种而异）。

（4）触须：触须1对，由颚基两侧向前，位于螯肢外侧，由4节组成，第4节短小，嵌生于第3节末端腹面小凹陷内。

2. 躯体　全沟硬蜱的躯体呈椭圆形，背腹扁平，呈袋状，大多为褐色，两侧对称。

（1）背面：盾板大小为区分雌、雄蜱的特征。雌性盾板较小，仅覆盖躯体前端（约占躯体面的1/3）；雄性盾板大，可覆盖整个背面。

（2）腹面：有足4对，第1对足跗节背面近端有环状的哈氏器，具有感觉功能。其生殖孔位于腹面前1/3正中，雄虫开口呈横缝状，雌虫开口呈菊花状。肛门位于虫体1/3的正中，肛门周围有弧形沟称为肛沟。气门位于第4对足基节后方，其外周有卵圆形的气门板。

二、示教

（1）观察硬蜱生活史各期液浸标本，可见蜱卵呈橄榄形、棕黄色，为半透明的胶囊状。蜱幼虫、若虫、成虫外形相似，均像一粒"蓖麻"。

（2）软蜱外观与硬蜱相似，主要不同点如下（图4-8）。

1）颚体：颚体位于躯体腹面的前端，背面看不见。

2）躯体：躯体背面无盾板。

3）气门：气门位于第3对与第4对足基节之间。

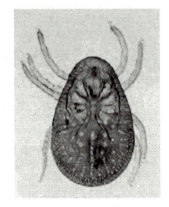

图4-8　软蜱

实验报告

（1）蛛形纲的主要形态特征是什么？

（2）硬蜱和软蜱有何形态区别？

恙　螨

恙螨又称恙虫，成虫和若虫营自生生活，幼虫寄生在家畜和其他动物体表引起皮炎，传播恙虫病。全世界已知有恙螨3000多种，我国记录有420余种。

实验目的

了解　恙螨幼虫的形态特征。

标本与器材

（1）显微镜等。

（2）恙螨幼虫封片标本。

实验内容

示教

低倍镜下观察恙螨幼虫封片标本,包括虫体大小、外形,高倍镜下观察颚体和躯体的结构,注意盾板的形态结构、毛序等特征。

恙螨幼虫呈椭圆形,活的恙螨幼虫呈淡黄色,体长为 0.25~0.5mm,分颚体与躯体两个部分(图 4-9)。

1. **颚体** 颚体位于虫体前端,正中为 1 对基部粗壮的螯肢,末端呈爪状,螯肢外侧有须肢 1 对,由 5 节组成。

2. **躯体** 躯体背面前端中部有一盾板,呈长方形、矩形、五角形、半圆形或舌形,盾板的形状因虫种不同而各异,盾板的中部有感器 1 对,盾板周缘有刚毛 5 根,4 个角各 1 根,前缘中部 1 根。盾板两侧有眼 1 对。盾板后方的躯体上有 6 横列羽状毛。排列行数、数目和形状因虫种不同而各异。腹面有中足 3 对,每足分 6~7 节,末端有 2 爪及 1 个爪间突。

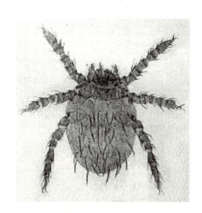

图 4-9 恙螨幼虫

疥 螨

疥螨是一种永久性寄生螨类,寄生于人和哺乳动物的皮肤表皮角质层内,引起疥疮。寄生于人体的疥螨称为人疥螨。

实验目的

了解 疥螨的形态特征。

标本与器材

(1)显微镜等。

(2)疥螨成虫封片标本。

实验内容

低倍镜下观察疥螨成虫封片标本,包括虫体大小、外形,高倍镜下观察颚体和躯体的结构,注意腹面和背面的形态结构特征。

疥螨成虫体长 0.5mm 左右,虫体短,呈椭圆形,体壁软而透明,体表具有波状横纹，颚体位于前端，躯体腹面有足4对，短而呈圆锥形，两对在前，两对在后。第1对、第2对足伸出长柄，末端膨大为钟状的爪垫，称为吸垫。雌虫的第3对、第4对足末端均有长鬃，雄虫第3对足末端有长鬃，第4对足末端为吸垫（图4-10）。

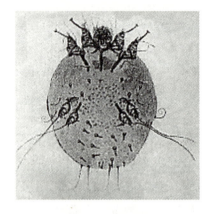

图4-10 疥螨

蠕形螨

蠕形螨俗称毛囊虫，是一类永久性寄生螨。已知有140余种和亚种，其中毛囊蠕形螨和皮脂蠕形螨可寄生于人和哺乳动物的毛囊和皮脂腺内。

实验目的

1. 了解 蠕形螨的形态特征。
2. 比较 两种蠕形螨的形态区别。

标本与器材

（1）显微镜等。
（2）毛囊蠕形螨与皮脂蠕形螨成虫玻片标本。

实验内容

示教

低倍镜下观察毛囊蠕形螨与皮脂蠕形螨成虫玻片标本，包括虫体大小、外形，高倍镜下观察颚体和躯体的结构。

观察毛囊蠕形螨与皮脂蠕形螨成虫玻片标本，可见毛囊蠕形螨与皮脂蠕形螨的形态基本相似。螨体均细长，呈蠕虫状、乳白色、半透明，体长为0.1~0.4mm，雌虫略大于雄虫。

1. 颚体 两种蠕形螨的颚体均宽短，呈梯形，螯肢1对，呈针状，须肢分为3节。
2. 躯体 两种蠕形螨的躯体均分足体和末体两部分。在它们的足体腹面有足4对，粗短呈芽突状。两种螨雄虫的阴茎位于虫体背面的第2对足之间，雌螨的生殖孔在腹面第4对足之间。两种螨的末体细长，体表有明显的环状横纹，末端钝圆。

（1）毛囊蠕形螨较长，末体占躯体长度的2/3~3/4，末端较钝圆。
（2）皮脂蠕形螨略短，末体占躯体长度的1/2，末端略尖，呈锥状（图4-11）。

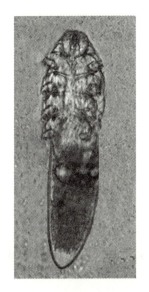   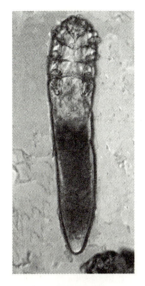

　　　皮脂蠕形螨　　　　　　　　毛囊蠕形螨

图 4-11　人体蠕形螨

尘　螨

尘螨普遍存在于人类居住场所的尘埃中，是一种强烈的过敏原，可引起超敏反应性疾病。与人类过敏性疾病关系最密切的主要有屋尘螨和粉尘螨等。

实验目的

了解　尘螨的形态特征。

标本与器材

（1）显微镜等。
（2）尘螨成虫封片标本。

实验内容

示教

低倍镜下观察尘螨成虫封片标本，包括虫体大小、外形，高倍镜下观察颚体和躯体的结构。

尘螨成虫呈椭圆形，乳白色，体长 0.2~0.5mm。颚体位于躯体前端，螯肢钳状，躯体表面有指纹状的细密或粗皱的皮纹，躯体背面前端有狭长盾板。雄虫背后部还有后盾板，肩部有 1 对长鬃，后端有 2 对长鬃，生殖孔在腹面中央，肛门靠近后端，雄螨肛侧有肛吸盘，有足 4 对，跗节末端具钟形吸盘。

实验五 常用的人体寄生虫实验诊断方法

第一节 粪便内虫卵检查

实验目的

1. **掌握** 直接涂片法、饱和盐水漂浮法、水洗沉淀法、钩蚴试管培养法和沉淀孵化法的应用条件。

2. **了解** 直接涂片法、饱和盐水漂浮法、水洗沉淀法、钩蚴试管培养法和沉淀孵化法的操作过程及注意事项。

标本与器材

玻片、竹签、生理盐水、显微镜、浮聚瓶、滴管、搪瓷杯、纱布或铜丝筛、锥形量杯、三角烧瓶、保温箱等。

实验内容

一、直接涂片法

直接涂片法适用于一般蠕虫卵（蛲虫卵、肺吸虫卵除外）及原虫包囊和滋养体的检查。此法简便、快速，应用广泛，但由于取材少，如果粪便内病原体数量少时，往往容易漏检。因此，应以一份粪便制作3张涂片为宜，可提高检出率。

1. **生理盐水的配制** 称取洁净的食盐8.5g，溶于1000ml蒸馏水中。

2. **操作方法**

（1）涂片制作：

①取清洁玻片1张，用左手的拇指和中指夹持玻片的两端，右手用吸管在玻片中央滴1滴生理盐水。

②右手用竹签挑取火柴头大小的粪便1小粒，均匀涂布于生理盐水中，使其呈混悬状态，涂布厚薄以透过涂片约能辨认书上的字迹为宜。挑取标本时，要避免大块粪渣，并尽量挑选异常部分，如用黏液或脓液的部分进行涂片。

③用右手拇指和食指夹持玻片的两侧，使玻片的一边与粪液接触，然后轻轻放下，避免产生气泡。也可借助镊子夹持玻片，以避免手指被污染。

（2）镜检：

①用低倍镜寻找虫卵，再换用高倍镜观察虫卵的细微结构（换镜头前，应先将观察对象移至视野中央，再换用高倍镜）。

②调焦距时，先扭动粗准焦螺旋，使物镜下移，以物镜不接触玻片为宜。然后再将物镜慢慢上调，基本确定焦距后，用细准焦螺旋调节至标本清晰为止（绝对禁止盲目扭动粗准焦螺旋，以免损坏镜头和标本；高倍镜观察只能用细准焦螺旋调节）。

③镜检时必须按照一定的顺序依次查完整张涂片。为避免遗漏，可借助镜台推进器，按顺序检查。

④观察时，必须调好光线，透明度强的标本用暗光；反之则用亮光，以能看清标本结构为宜。

⑤镜检过程中应防止涂片干燥。如涂片已变得干燥而不透明时可重新涂片后再进行观察。

⑥各种蠕虫卵均有一定的形态特征，即有一定的形状、大小、颜色、明显的卵壳和特有的内容物，如卵细胞、卵黄细胞、幼虫等。但上述特征可因虫卵的位置、死活，以及个体差异、发育情况、新鲜程度等而有所变化。实验时，必须分析具体情况，再做出正确的判断。

⑦大便中常有许多与虫卵相似的杂质，如食物残渣、花粉粒、脂肪滴、动植物细胞、植物孢子、淀粉颗粒等。观察时，必须仔细地与虫卵相区别，以免观察错误。

二、饱和盐水浮聚法

将粪便与饱和盐水溶液搅拌均匀，粪渣因其相对密度大而下沉，而虫卵则因其相对密度小于饱和盐水溶液而上浮，集中于液面，达到浓集虫卵的目的，可提高虫卵的检出率。因为饱和盐水（浓度约为37.5%）的相对密度约为1.20，所以饱和盐水浮聚法适用于浮聚相对密度较小的虫卵，如钩虫卵、受精蛔虫卵、鞭虫卵、蛲虫卵等，对钩虫卵效果尤佳；此法不适用于相对密度大于或接近1.20的虫卵，如未受精蛔虫卵、肝吸虫卵、日本血吸虫卵等。

1. **饱和盐水的配制**　取食盐400g，置于1000ml清水中，加热至沸腾，冷却后瓶底仍有部分未溶解的食盐，吸取上清液备用。

2. **操作方法**（图5-1）

（1）用竹签挑取黄豆大小的粪块放入浮聚瓶中（高约为3.5cm，直径约为2cm的平底直筒玻璃瓶，亦可用青霉素小瓶代替），加入少量饱和盐水，用竹签充分搅拌成混悬液，并除去大块粪渣。

（2）加入饱和盐水至接近瓶口，挑去漂浮于液面的杂质，再用滴管慢慢滴加饱和盐水，直到使液面略高于瓶口但不溢出为止。

（3）在瓶口覆盖一张洁净的玻片，使其恰好与液面完全接触，注意避免产生气泡，将其静置15~20分钟。

（4）将玻片提起并迅速翻转，勿使玻片上的粪液流失。

（5）盖上玻片，立即镜检。

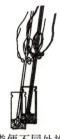 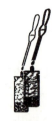

（1）自粪便不同处挑取如黄豆大小的粪块，置于盛有少量饱和盐水的青霉素小瓶中　　（2）用竹签搅匀粪便，然后注满饱和盐水，使液面略高于瓶口，但不外溢　　（3）取一载玻片覆盖于瓶口上，静止15~20分钟

 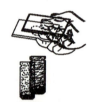

（4）如图向上垂直提起玻片　　（5）迅速翻转，加上盖玻片镜检

图5-1　饱和盐水浮聚法

三、水洗沉淀法（自然沉淀法）

本法利用虫卵比重较水大的原理，可自然沉淀于杯底，适用于需大量收集虫卵的情况，但费时较长为其缺点。操作方法如下。

（1）取30g粪便放入搪瓷杯内，加入10~20倍的清水，充分搅拌成粪浆。

（2）用纱布或铜丝筛将粪浆滤于500ml的锥形量杯中，并加水至500ml处，将其静置20~30分钟。

（3）将上层液弃去，换加清水，20~30分钟后再如上法操作，直到上层液澄清为止。将上层液弃去，取沉渣进行镜检。

四、钩蚴试管培养法

钩蚴试管培养法根据钩虫卵在适宜的条件下（温暖、潮湿的环境中）能在短期内（3~5天）孵出幼虫，以及钩蚴具有向温性、向湿性的特性而设计。该培养法所需设备简单，在缺乏显微镜的条件下也能做出病原学诊断；操作简便，检出率高，适用于在农村进行钩蚴的大规模筛查；但是培养需要一定的时间，不能即时得出结果。具体操作步骤如下（图 5-2）。

（1）将滤纸剪成与试管等宽而长度略短于试管 11.5cm 的 "T" 字形纸条。也可先剪成 "十" 字形纸条，对折后呈 "T" 字形。将滤纸条沿长轴纵折以保持坚挺。

（2）取待检粪便 0.5g（约半粒蚕豆大小），均匀涂布于滤纸条竖向的上部 2/3 处。

（3）将已涂好粪便的 "T" 字形滤纸条插入盛有 2~3ml 蒸馏水或冷开水（防止被自由生活的虫体感染）的试管内。纸条下端浸入水中，但勿使粪便与水接触，以免粪渣落入水中，影响观察。

（4）在试管上贴上标签，并写上受检者的姓名或编号。

（5）将试管置于 27℃ 左右的孵箱内培养，逐日观察温度和补充试管内蒸发掉的水分。

（6）培养 3~5 天，钩虫卵即可孵出钩蚴，并沿滤纸条移至试管底的水中。

（7）将滤纸条取出，用肉眼或放大镜观察钩蚴在水中做 "S" 形运动。

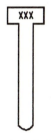

（1）在 "T" 型滤纸的横条上写好受检者的姓名和编号

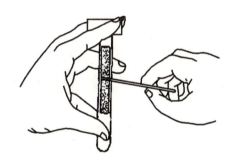

（2）挑取花生仁大小的粪便，均匀涂布于滤纸条的中间部分

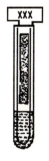

（3）将涂有粪便的滤纸放入盛有 2~3ml 蒸馏水或冷开水的试管中，27℃ 左右恒温培养

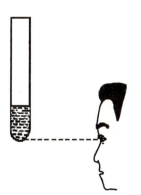

（4）3~5天抽出纸条观察水中钩蚴

图 5-2　钩蚴试管培养法

（8）如需定量检查，可滴加碘液杀死钩蚴后，收集全部虫体进行计数。如数目太多可加水稀释 5~10 倍，再取定量液体镜检计数。

五、沉淀孵化法

在适宜的条件下，某些吸虫卵内毛蚴在水中可较快孵化，且毛蚴有向上、向光和向清的特点，会聚集于水表层做直线运动，易于查见，在短时间内可判断结果。本方法适用于疑似吸虫病，但多次直接涂片粪检呈阴性者，或于流行区进行普查时采用。操作方法如下。

（1）将水洗沉淀法获得的沉渣倒入清洁的三角烧瓶中，加无氯自来水至瓶口，将三角烧瓶置于 25℃ ~30℃孵化 2~6 小时。

（2）用肉眼或放大镜观察三角烧瓶瓶颈处，如见水面下有白色针尖大小点状物做直线来回游动，即可能为吸虫的毛蚴。

注意事项

一、直接涂片法

（1）滴加生理盐水的量视粪便的性状而定，不宜过多或过少。
（2）粪便的厚薄以能透过粪膜略能辨认报纸字迹为宜。
（3）检查结果为"阴性"时，应连续检查 3 张涂片。

二、饱和盐水浮聚法

（1）饱和盐水应加至瓶口，液面稍突出，此时盖上玻片正好与液面接触，过少可出现气泡，过多则外溢，都会影响检查结果。
（2）粪块要充分搅拌，使虫卵分离出来，并漂浮于液面，提高检查效果。如有浮于液面的大块粪渣，应挑出。
（3）浮聚时间不宜过久，以防虫卵变形。

三、水洗沉淀法（自然沉淀法）

费时较长，常常作为其他检测方法前的浓聚虫卵之用。

四、钩蚴试管培养法

（1）取粪便量不宜过多，如需计数，应精确称取粪便量。涂布粪便时，厚薄要均匀。

（2）观察结果时，应注意与其他线虫的幼虫进行区别。

（3）小心操作，勿使虫体与皮肤接触。

五、沉淀孵化法

注意与水中漂浮的沉渣或其他水虫相区别，必要时可以用吸管将毛蚴吸出进行镜检。

实验报告

你用什么方法查出了什么虫卵？请绘制虫卵形态图。如果没有查出请说明原因。

附 改良加藤厚涂片法

【摘自中华人民共和国卫生行业标准《肠道蠕虫检测 改良加藤厚涂片法》（WS/T 570—2017）】

改良加藤厚涂片法是指通过尼龙绢过滤、定量板取样后，用甘油亲水玻璃纸对粪样进行透明处理的一种粪便中蠕虫卵的定性与定量检测方法。该法操作简便、快速、成本低、检出率高，适用于现场大规模人群检查。

一、仪器设备

光学显微镜（100×~400×）和测微尺。

二、试剂

透明液的成分及配制：由纯甘油 100ml、3% 孔雀绿（或亚甲基蓝）水溶液 1ml 和蒸馏水 100ml 配制而成。

三、材料

1. **塑料定量板** 塑料定量板规格为 30mm×40mm×1mm，中央孔为圆台形，其上底半径 3mm，下底半径 4mm，高 1mm，容积为 38.75mm^3。

2. **刮棒** 刮棒规格为 60mm×6mm×2mm，一端平头，另一端为斜切面，斜切面斜边长 8.23mm。

3. **尼龙绢** 尼龙绢为 80 目，即每英寸（25.4mm）长度内的筛孔数目为 80，裁剪成 8cm×8cm 大小。

4. **亲水性透明玻璃纸** 亲水性透明玻璃纸厚 40μm，裁剪成 25mm×40mm 大小，使用前在透明液中浸泡 24 小时以上。

5. **玻片** 玻片为 76.2mm×25.4mm×1mm。

四、检测步骤

1. 样本采集 检测样本为新鲜的粪便。采集受检者粪便约 30g,存放于广口带盖且防渗漏的密闭容器中,将受检者基本信息(姓名、编号、送检日期)标记于容器外部。采集后的样本应在 24 小时内送检,如未能及时检测,应在 4℃ 条件下保存。

2. 改良加藤厚片制作

(1)取一张洁净的玻片,在一端标注样本编号。将塑料定量板小孔朝上放置在玻片中部。

(2)将尼龙绢平放在粪便上摊开,用刮棒轻压尼龙绢,使尼龙绢与粪便紧密贴合,再用刮棒在尼龙绢上方刮取粪便。

(3)将通过尼龙绢刮出的粪样填入定量板的中央孔中,直至填满刮平。

(4)垂直向上移去定量板,使粪样留在玻片上。

(5)取一张已浸泡过的亲水性透明玻璃纸,抖掉多余的浸泡液后,覆盖在粪便上。取另一块洁净玻片十字交叉垂直均匀轻压粪样,使亲水性透明玻璃纸下的粪便均匀展开,不溢出玻片,形成厚薄一致的圆形粪膜,粪膜直径约 2cm。

(6)用拇指固定亲水性透明玻璃纸,将用来压粪样的玻片轻轻平移取下,制好的改良加藤厚涂片放置在室温下使其透明,透明时间不宜超过 2 小时。

3. 镜检 将已透明的改良加藤厚涂片置于生物显微镜下镜检,在 10× 物镜下按一定规律,如由上到下,由左至右检查全片,如需进一步鉴别在 40× 物镜下观察。

4. 结果判定

(1)根据改良加藤厚涂片中虫卵的大小、形状、颜色、卵壳、内容物、卵盖、小棘等特征综合判定虫种。

(2)计数改良加藤厚涂片中的虫卵数量,计算 EPG(1g 粪便中某种寄生虫卵的数目),并判定感染强度。

五、注意事项

(1)粪膜透明后应及时镜检。若透明过度,薄壳虫卵易变形不易辨认,容易造成漏检或误判。一般在室温 25℃、75% 湿度下,改良加藤厚片放置不宜超过 2 小时。若空气湿度大,气温较低,放置时间可适当延长。空气干燥,气温高,放置时间应适当缩短。透明时切忌为了缩短透明时间而将改良加藤厚片放入烤箱或在阳光下暴晒。

(2)在药物疗效考核等防治专项研究中,EPG 的计算还须再乘以粪便系数(成形便 1,半成形便 1.5,软便 2,粥样便 3,水泻便 4),得到每克粪便虫卵数。由于儿童粪便总量比成人少,因此儿童每单位体积粪便中含虫卵数比成人多,故应以成人为标准按比例减少,即儿童粪便所得虫卵数,1~2 岁的乘以 25%,3~4 岁的乘以 50%,5~10 岁的乘以 75%,11 岁以上不减少。

第二节　肛门周围虫卵检查

实验目的

1. *掌握*　肛门周围虫卵检查的原理和应用。
2. *了解*　肛门周围虫卵检查的操作过程和注意事项。

标本与器材

2cm 宽的透明胶纸、玻片、显微镜、棉签、生理盐水、饱和盐水、漂浮瓶等。

实验内容

蛲虫多在夜间移行至患者肛周产卵,某些绦虫妊娠节片排出时,可污染肛门周围,从肛门周围粘取虫卵,是诊断上述虫种独特而有效的方法。

一、透明胶纸肛周拭擦法

(1) 市售透明胶纸(以 2cm 宽者为宜)剪成 3~5cm 长,贴于干净玻片上备用。

(2) 检查时,先将此胶纸掀起,将有胶的一面在受检者肛门周围皱襞上粘拭,务必使胶面与肛门皱襞充分接触,粘拭后再将胶纸贴于原玻片上。

(3) 将胶纸展平,即可镜检。

二、棉拭漂浮法

(1) 取一只棉签在生理盐水中稍加湿润,于受检查者肛门皱襞上揩拭。

(2) 将揩拭后的棉签放于漂浮瓶内,加饱和盐水至 1/3 处,充分洗刷后迅速提起棉签,并于杯壁上挤去盐水。

(3) 加饱和盐水至瓶口,盖以玻片,漂浮 10~30 分钟后,取下玻片镜检。

注意事项

(1) 透明胶纸肛周拭擦法镜检时,若胶纸不平整,可在胶纸下面滴加二甲苯,使胶纸平展,虫卵清晰,便于观察。

（2）棉拭漂浮法中饱和盐水应加至瓶口，液面稍突出，此时盖上玻片正好与液面接触，过少可出现气泡，过多则外溢，都会影响检查结果；浮聚时间不宜过久，以防虫卵变形。

实验报告

制作调查表，将全班检查结果进行统计，计算出感染率。

第三节　血液中寄生虫的检查

实验目的

1. 掌握　血涂片制作的应用和原理。
2. 了解　常见寄生虫血涂片的制作方法、注意事项和结果观察，血涂片染料的制作、染色方法。

标本与器材

75%的乙醇、采血针、推片、玻片、吉氏染液、甲醇、滴管、刻度管、瑞氏染液、盐酸、伊红、品蓝染液、缓冲液。

实验内容

一、微丝蚴检查

（1）自患者耳垂取血3大滴于玻片上，用另一玻片角将血滴涂成1.5cm×2.5cm长方形厚血膜（血膜厚薄应均匀，边缘要整齐），自然晾干。

（2）将玻片放入清水中5~10分钟溶血。由水中取出置显微镜下趁湿观察，微丝蚴极易辨认。

（3）如欲观察结构并鉴定虫种时，则需染色后再镜检。一般用吉氏染液、瑞氏染液或品蓝染液染色，以品蓝染液染色经济、简便，且效果好。

（4）品蓝染液的配置及染色方法：品蓝染液包括Ⅰ液（品蓝溶液）和Ⅱ液（伊红酸乙醇溶液）。取品蓝5g，溶于300ml蒸馏水中，加热溶解。取高锰酸钾3g溶于100ml蒸馏水中，待溶解后，将其倒入品蓝溶液内搅拌混合。煮沸30分钟，冷却后补充失去的水分，过滤备用，即制成Ⅰ液。

将1当量浓度的盐酸4ml,伊红(或品红)0.25g,加95%乙醇到100ml,待伊红溶解,过滤后即制成Ⅱ液。

染色时将溶去红细胞的厚血膜用甲醇固定,晾干,置入Ⅱ液中染色10秒,取出用清水充分清洗干净,再放入Ⅰ液中染色10秒,水洗,待干后镜检。

二、疟原虫检查

1. **疟原虫厚、薄血膜的制作(图5-3)** 厚、薄血膜的准确检查和虫种的鉴定,取决于制作血膜时是否使用绝对干净的脱脂玻片(推片)。旧的(无划痕的)玻片首先要用去污剂清洗,然后用70%乙醇清洗,使用前需干燥。

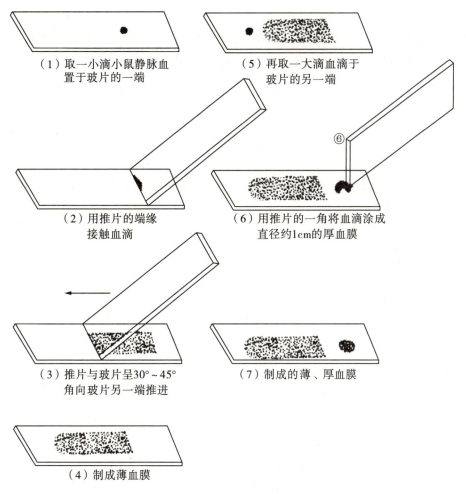

图5-3 薄、厚血膜制作示意图

(1)薄血膜的制作:理想的薄血膜应是一层均匀分布的血细胞,并且血膜末端呈扫帚状。血膜上有洞说明玻片上有脂肪。血量适度、推的方向一致、用力均匀、推片与玻片之间的角度适当是血膜制作成功的关键。

①用取血针刺破小白鼠眼球，使血流入加有抗凝剂的培养皿内，混匀、待用。或用取血针自小白鼠尾尖部刺入 2~4mm 深处后取出，稍加挤压，即有血液流出（为得到更大量的血，可先将小白鼠尾在热水中浸泡一下，揩干尾部后再取）。

②操作者左手持玻片，拇指和食指分别夹住玻片两端；右手持推片，拇指与食指分别夹住推片两侧缘。

③用推片一端边缘的一角，在培养皿内取米粒大的 1 小滴血，置于玻片一端，使推片与玻片之间的角度为 30°~45°，待血滴沿推片边缘扩展开后，以均匀速度推动推片，即制成薄血膜。

（2）厚血膜的制作和溶血：制作标本时，应将厚血膜涂于薄血膜的另一端以便于观察。

①用推片的一角取一大滴血，涂成直径约为 1cm、厚度均匀的血膜（若血量太大或玻片上有脂肪残留，在染色过程中血膜可能成片脱落）。

②将该血膜在无尘环境中自然干燥（室温），由于加热将使血液固定而导致染料残留，故不能加热。

③待血膜干燥后，用吸管滴 1~2 滴甲醇于薄血膜上，以固定薄血膜，切勿将甲醇浸及厚血膜。

④待薄血膜上甲醇干后，将血膜斜放（血膜面向下）浸入蒸馏水中，以刚好浸及厚血膜而不浸及薄血膜为度。

2. 疟原虫厚、薄血膜的染色

（1）染液配制。

①吉氏染液：　　　　吉氏染粉　　　　　　　1.0g
　　　　　　　　　　甘油（中性）　　　　　50.0ml
　　　　　　　　　　甲醇（纯，不含醋酮）　50.0ml

将吉氏染粉 1.0g 置乳钵中，先加少量甘油研磨，然后逐渐加甘油，直至 50ml 全部加入。充分研碎后倒入棕色瓶内。用甲醇冲洗乳钵内的染液，也倒入棕色瓶内，直至 50ml 甲醇全部冲洗完，加瓶塞后摇均匀，置 60℃ 水浴内，使其充分溶化。放置 1~2 周，过滤后便可使用。

②瑞氏染液：　　　　瑞氏染粉　　　　　　　0.1~0.5g
　　　　　　　　　　甘油（中性）　　　　　3.0ml
　　　　　　　　　　甲醇（纯，不含醋酮）　97.0ml

将瑞氏染粉加入甘油中充分研磨，然后加入甲醇，再研磨，最后倒入棕色瓶内，研钵内染液经甲醇分次冲洗后皆倒入瓶内，直至最后将 97.0ml 甲醇全部加入。将液体摇匀，一般放置 1~2 周后过滤应用，效果较好。

③缓冲液：

甲液	磷酸氢二钠	9.50g
	蒸馏水	1000.00ml
乙液	磷酸氢二钾	9.07g
	蒸馏水	1000.00ml

甲液、乙液分别保存于玻瓶中，应用时可根据下列标准临时配制。

pH	甲液（ml）	乙液（ml）	蒸馏水（ml）
6.6	37	63	900
6.8	49	51	900
7.0	63	37	900
7.2	73	27	900
7.4	81	19	900

（2）染色方法

①吉氏染液染色方法：将吉氏染液用缓冲液（pH 7.0~7.2）稀释（1 份染液加 19 份缓冲液）备用。用滴管把稀释的吉氏液滴于已固定的血膜上，染色 30 分钟后，用缓冲液轻轻冲去玻片上的染液，并斜置玻片。待玻片全部晾干后即可检查。如无缓冲液，可用普通水代替。

若厚薄血膜同在一张玻片上时将染液滴加于血片上，此时对薄血膜起到染色作用，对厚血膜可起到溶血及染色两重作用。

②瑞氏染液染色方法：如为薄血涂片，可用滴管直接滴加染液于血膜上，使其覆盖全部血膜。约 30 秒血膜即被染液中甲醇充分固定，然后滴加等量的缓冲液或新鲜蒸馏水（pH 7.0）。轻轻晃动玻片，使染液与水混合均匀，静置 3~5 分钟，使血膜充分被染液染色。再用缓冲液或自来水轻轻冲洗玻片，晾干后即可镜检。

若厚、薄血片同在一张玻片时，应先在厚血膜上加几滴水，使其溶血，然后再加染液，覆盖厚、薄血膜，按薄血涂片的染色法进行操作。

注意事项

一、微丝蚴检查

两种微丝蚴都有夜现周期性，检查微丝蚴时，应于夜间 9 时后采血。

二、疟原虫检查

（1）瑞氏染液染色时间，随每批染剂配制的不同而异，气温对染色也有一定的影响。因此，每批新染液在使用前都应试染几张，以求得适宜的染色时间。

（2）血膜上如已滴加染液，不论是否已加入缓冲液，都不能再使血膜变干，否则血膜易出现染料渣滓，影响观察。如遇此种情况时，可再滴加瑞氏染液或甲醇数滴，把沉渣重新溶解。但时间不宜过长，以防血片褪色。

（3）厚血片要充分干燥后再染色，否则血膜易脱掉。

（4）吉氏染液的染色时间随稀释情况而异。染液浓度高时，染色时间短；染液浓度低时，染色时间长。染液要临时配制，过夜再用会影响染色效果。

（5）涂片中易与疟原虫混淆的物体有血小板、白细胞碎屑、染液渣滓等，镜检时应注意区别。

实验报告

写出疟原虫检查血涂片的操作过程、观察结果和注意事项。

第四节　体表寄生虫的检查

实验目的

1. 掌握　蠕形螨常用检查方法的原理和应用。
2. 了解　蠕形螨常用检查方法的操作过程和注意事项。

标本与器材

显微镜、手术刀片或一次性采血针、玻片、盖玻片、甘油、透明胶纸等。

实验内容

蠕形螨好发部位以面部、鼻、颊、额部多见，常用以下三种方法进行检查。

一、挤压刮取涂片法（简称挤刮法）

（1）用双手食指在受检者鼻翼两侧挤压，挤压力度应使毛囊、皮脂腺内分泌物溢出。

（2）再用手术刀片或一次性采血针钝端刮取皮脂分泌物，置玻片上涂匀，滴加甘油。

（3）盖上玻片，镜检。

二、透明胶纸粘贴法（简称粘贴法）

（1）将透明胶纸剪为 5cm×1cm 大小，贴于洁净玻片上，受检者每人一片。

（2）嘱咐受检者于睡觉前用温水洗脸并擦干，将透明胶纸贴在鼻尖及鼻翼两侧，用手按压，使透明胶纸能完全贴紧皮肤，过夜。

（3）次日清晨取下透明胶纸，平贴于玻片上，镜检。

三、挤贴法

（1）用拇指、食指挤压鼻尖及两侧。

（2）将透明胶纸剪成适当大小在受检部位皮肤鼻翼两侧、鼻尖处粘贴一下。

（3）将透明胶纸平贴于玻片上，镜检。

注意事项

（1）透明胶纸贴于玻片上要粘平，不要有气泡。

（2）挤刮法应避开皮损合并严重感染灶处。

（3）粘贴法对胶纸过敏者、面部有急性炎症者慎用。

（4）受检者粘贴不规范、面部未洗干净、粘贴不牢等都对结果有一定影响，故粘贴法不适合于临床诊断检查。

附 标本镜检顺序

镜检粪便和血液涂片等标本，必须按照下图所示的顺序（图5-4），依次观察，不得遗漏，以免影响检出结果的准确性。

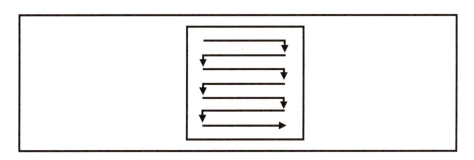

图 5-4 标本观察顺序

下篇

习 题

第一章　人体寄生虫学总论

学习指导

一、学习内容

1. **掌握**　寄生、寄生虫、宿主、寄生虫生活史的概念。
2. **熟悉**　寄生虫的致病机制，宿主对寄生虫的抵抗机制。
3. **了解**　常见人体寄生虫的种类，寄生虫病流行的基本环节、影响因素、流行特点及防治原则。

二、重点和难点

1. **重点**　寄生虫、宿主、寄生虫生活史的概念和类别，寄生虫对宿主的作用。
2. **难点**　储蓄宿主、转续宿主的概念，寄生虫病流行的特点，非消除性免疫的机制。

习　题

一、填空题

1. 研究感染人的寄生虫和寄生虫病的科学叫_____。
2. 联合国开发计划署、世界银行和世界卫生组织联合制订的热带病研究培训特别规划致力于在全世界范围内重点防治的6种热带病除麻风病外，其余5种_____、_____、_____、_____和_____均属寄生虫病。
3. 两种生物生活在一起，其中一种生物受到损害，这种生物叫_____。
4. 寄生在宿主体内组织、器官或细胞内的寄生虫叫_____。
5. 既可营自生生活，又能营寄生生活的寄生虫叫_____。
6. 寄生虫的幼虫或无性生殖阶段寄生的宿主叫_____。
7. 寄生虫发育的整个过程称_____。
8. 寄生虫生活史类型主要以是否需要_____划分。
9. 寄生虫对宿主的主要危害有_____、_____、_____和_____。
10. 医学寄生虫的侵入途径主要有_____、_____、_____、_____、_____。
11. 宿主对寄生虫的影响主要表现为_____。

12. 宿主能完全消除体内的寄生虫，并对再感染产生完全的稳固的免疫力，这种获得性免疫类型称为_____。
13. 寄生虫病流行的基本环节为_____、_____和_____。
14. 影响寄生虫病流行的流行因素为_____、_____和_____。
15. 寄生虫与宿主相互作用结果为_____、_____和_____。

二、单选题

1. 寄生在宿主体外的寄生虫叫
   A. 体外寄生虫　　　　B. 体内寄生虫　　　　C. 兼性寄生虫
   D. 永久性寄生虫　　　E. 暂时性寄生虫

2. 可诱导变态反应的寄生虫抗原有
   A. 表面抗原和虫体抗原　　　　　　B. 代谢产物抗原
   C. 绦虫的囊液和线虫的蜕皮液　　　D. 死亡虫体的分解产物
   E. 以上全部

3. 以下哪项不属于寄生虫对宿主的机械性损伤
   A. 阻塞腔道　　　　B. 夺取营养　　　　C. 压迫组织
   D. 吸附作用　　　　E. 破坏细胞

4. 寄生虫病的流行病学特点有
   A. 无季节性　　　　　B. 仅有季节性　　　　C. 无地方性
   D. 仅有地方性　　　　E. 既有地方性，又有季节性

5. 影响寄生虫病流行的生物因素是
   A. 寄生虫病患者的存在　　　　B. 感染的脊椎动物的存在
   C. 中间宿主或传播媒介的存在　D. 带虫者的存在
   E. 健康人群的存在

6. 以下哪项不属于寄生虫病的传染源
   A. 感染的中间宿主　　B. 带虫者　　　　　　C. 感染的家畜
   D. 感染的野生动物　　E. 寄生虫病患者

7. 寄生虫侵入人体后能继续发育或繁殖的阶段是
   A. 诊断阶段　　　　B. 致病阶段　　　　C. 感染阶段
   D. 游移阶段　　　　E. 寄生阶段

8. 专性寄生虫是
   A. 成虫营自生生活的寄生虫
   B. 幼虫营自生生活的寄生虫
   C. 既可营自生生活，又可营寄生生活的寄生虫

D. 成虫和幼虫均营自生生活的寄生虫

E. 寄生虫生活史全部阶段，或至少有部分阶段营寄生生活的寄生虫

9. 机会致病寄生虫是

    A. 偶然感染的寄生虫   B. 感染非正常宿主的寄生虫

    C. 暂时寄生的寄生虫   D. 免疫功能低下时致病的寄生虫

    E. 免疫功能正常时致病的寄生虫

10. 人畜共患寄生虫病中人主要作为

    A. 保虫宿主   B. 转续宿主   C. 终宿主

    D. 第一中间宿主   E. 第二中间宿主

11. 以下哪项不属于预防无须中间宿主，并经口感染的寄生虫病主要采取的措施

    A. 粪便管理   B. 防止粪便污染食物、水源

    C. 注意个人卫生   D. 改善不良的饮食习惯

    E. 注意饮食和饮水卫生

三、名词解释

1. 寄生生活

2. 转续宿主

3. 生活史

4. 幼虫移行症

5. 机会致病

6. 非消除性免疫

7. 带虫者

四、问答题

1. 简述寄生虫生活史的类型，并举例说明。

2. 寄生虫对宿主可造成哪些损害？

3. 简述抗寄生虫的获得性免疫的类型。

4. 寄生虫的主要侵入途径有哪些？举例说明。

5. 简述寄生虫病的流行特点。

6. 简述寄生虫病的防治原则。

第二章　医学蠕虫

第一节　线虫纲

学习指导

一、学习内容

1. 掌握　蛔虫、钩虫、蛲虫、鞭虫的形态、生活史、致病机制和病原诊断方法，几种常见线虫成虫和虫卵的形态鉴别。

2. 熟悉　旋毛虫的形态、生活史、致病机制和病原诊断方法。

3. 了解　线虫的形态，蛔虫、钩虫、蛲虫、鞭虫病的流行与防治，丝虫和其他人体寄生线虫的形态、生活史、致病机制和病原诊断方法。

二、重点和难点

1. 重点　蛔虫、钩虫、蛲虫、鞭虫的形态和生活史特点，几种线虫的形态区别与生活史差异。

2. 难点　几种线虫的形态区别与生活史差异。

习　题

一、填空题

1. 线虫的生活史类型有_____、_____。

2. 通过手－口感染的线虫主要有_____、_____、_____。

3. 雌虫产幼虫的线虫有_____和_____。

4. 蛔虫病的流行因素是_____、_____、_____和_____。

5. 引起钩虫患者贫血的原因是_____、_____、_____和_____。

6. _____虫卵椭圆形、无色透明，卵内含4个细胞或多个细胞，卵细胞与卵壳有明显的空隙。

7. 钩虫成虫为S形的是_____，C形的是_____。

8. 蠕形住肠线虫成虫前端角皮膨大形成_____，咽管末端膨大呈球形，称为_____。

9. 蠕形住肠线虫成虫通常在宿主＿＿＿＿＿时在＿＿＿＿＿产卵，所以，蛲虫病最常用的实验诊断方法为＿＿＿＿＿，检查时间应在＿＿＿＿＿。

10. 毛首鞭形线虫成虫主要寄生在人体的＿＿＿＿＿。

11. 鞭虫病是由于人摄入污染＿＿＿＿＿的食物或饮水而感染的。

12. 旋毛形线虫的＿＿＿＿＿和＿＿＿＿＿寄生在同一宿主体内，但完成生活史必须＿＿＿＿＿宿主。

13. 人体感染旋毛虫病主要是由于食入含＿＿＿＿＿的＿＿＿＿＿而引起的。

14. 旋毛形线虫的成虫主要寄生在人体的＿＿＿＿＿内，幼虫寄生在人体的＿＿＿＿＿。

15. 旋毛形线虫对人的危害可分为＿＿＿＿＿、＿＿＿＿＿和＿＿＿＿＿三期。

16. 诊断旋毛虫病最常用的病原学方法是＿＿＿＿＿，查出＿＿＿＿＿即可确诊。

17. 丝虫病的临床表现分为＿＿＿＿＿和＿＿＿＿＿两期。

18. 丝虫的感染期幼虫称为＿＿＿＿＿，寄生于＿＿＿＿＿。

19. 丝虫的成虫寄生于人体的＿＿＿＿＿和＿＿＿＿＿内，雌雄虫交配产出＿＿＿＿＿。

20. 丝虫引起的淋巴管炎特点是＿＿＿＿＿，俗称＿＿＿＿＿。

21. 丝虫的微丝蚴白天滞留在＿＿＿＿＿中，夜晚则出现于＿＿＿＿＿，这种现象称＿＿＿＿＿。

22. 丝虫感染引起急性＿＿＿＿＿、＿＿＿＿＿的同时，多伴有畏寒、发热、四肢酸痛等全身症状，称为＿＿＿＿＿。

23. 广州管圆线虫成虫寄生于鼠的＿＿＿＿＿。

24. 广州管圆线虫幼虫寄生于人体可引起＿＿＿＿＿。

25. 福寿螺为广州管圆线虫的＿＿＿＿＿宿主。

26. 猪巨吻棘头虫成虫寄生于人体＿＿＿＿＿，以＿＿＿＿＿附于肠黏膜上。

27. 猪巨吻棘头虫的终宿主主要是＿＿＿＿＿，其中间宿主是＿＿＿＿＿。

二、单选题

1. 似蚓蛔线虫的感染阶段是

　　A. 感染期虫卵　　　　　　B. 杆状蚴　　　　　　C. 受精卵

　　D. 未受精卵　　　　　　　E. 幼虫

2. 关于似蚓蛔线虫的描述哪一项是错误的

　　A. 是人体肠道寄生线虫中最大的寄生虫

　　B. 口孔周围有3个呈品字排列的唇瓣

　　C. 雄虫尾端向腹面弯曲，雌虫则直而钝

　　D. 生殖器官雌虫为双管型，雄虫为单管型

E. 生殖器官均为单管型

3. 似蚓蛔线虫产卵量大，每一雌虫每天排卵约

A. 1万余个　　　　　B. 10余万个　　　　　C. 20余万个

D. 40余万个　　　　E. 60余万个

4. 患儿突然腹痛，以剑突下偏右侧阵发性绞痛为特点，坐卧不安，伴有呕吐。体检除剑突右下侧有压痛外，无反跳痛或肌紧张。询问病史，曾有2次类似症状，但较轻，后自行缓解，此儿童患

A. 蛔虫性肠梗阻　　B. 蛔虫性肠穿孔　　C. 胆道蛔虫症

D. 布氏姜片吸虫病　E. 华支睾吸虫病

5. 寄生于人体肠道的线虫中体型最大者为

A. 似蚓蛔线虫　　　B. 毛首鞭形线虫　　C. 钩虫

D. 丝虫　　　　　　E. 猪巨吻棘头虫

6. 似蚓蛔线虫卵的蛋白质膜脱落后，卵壳呈无色透明，易与哪种虫卵混淆

A. 钩虫卵　　　　　B. 毛首鞭形线虫卵　C. 蟯形住肠线虫卵

D. 猪巨吻棘头虫卵　E. 微小膜壳绦虫卵

7. 下面哪一项不是由似蚓蛔线虫引起

A. 腹痛　　　　　　B. 肠梗阻　　　　　C. 咳嗽

D. 急性胆管阻塞　　E. 全身肌肉疼痛

8. 似蚓蛔线虫卵壳很厚，其中哪层对外界化学物质抵抗力最强

A. 蛋白质膜　　　　B. 受精膜　　　　　C. 壳质层

D. 蛔甙层　　　　　E. 以上均是

9. 患者突发性右上腹绞痛，并向右肩背、下腹部放射，疼痛间歇性加重，伴恶心、呕吐，考虑哪种寄生虫病

A. 钩虫病　　　　　B. 胆道蛔虫症　　　C. 旋毛虫病

D. 蟯形住肠线虫病　E. 猪巨吻棘头虫病

10. 关于似蚓蛔线虫和钩虫，下列说法正确的是

A. 均经皮肤感染　　B. 均经口感染　　　C. 均经肺部移行

D. 以宿主肠内容为食　E. 寄生在大肠

11. 钩虫的幼虫在土壤中发育包括哪几个阶段

A. 第一期、第二期杆状蚴　　　　B. 杆状蚴、腊肠蚴、丝状蚴

C. 第一期、第二期杆状蚴，丝状蚴　D. 第一期、第二期杆状蚴，微丝蚴

E. 杆状蚴、丝状蚴、微丝蚴

12. 钩虫的感染阶段是
    A. 含蚴卵　　　　　　B. 丝状蚴　　　　　　C. 杆状蚴
    D. 微丝蚴　　　　　　E. 成虫

13. 诊断钩虫病的最佳方法为
    A. 直接涂片法　　　　B. 钩蚴培养法　　　　C. 饱和盐水浮聚法
    D. 自然沉淀法　　　　E. 改良加藤法

14. 治疗具有严重贫血症的钩虫病患者应
    A. 立即驱虫，再纠正贫血　　　　B. 先纠正贫血，再驱虫
    C. 驱虫与治疗贫血同时进行　　　D. 只需驱虫，不必治疗贫血
    E. 只需治疗贫血，不必驱虫

15. 钩虫成虫的寄生部位为
    A. 盲肠　　　　　　　B. 小肠　　　　　　　C. 肺
    D. 淋巴结　　　　　　E. 红细胞内

16. 哪种寄生虫可引起小细胞低色素性贫血
    A. 似蚓蛔线虫　　　　B. 毛首鞭形线虫　　　C. 钩虫
    D. 蠕形住肠线虫　　　E. 丝虫

17. 感染性幼虫侵入人体可引起皮炎的是
    A. 似蚓蛔线虫　　　　B. 蠕形住肠线虫　　　C. 丝虫
    D. 旋毛虫　　　　　　E. 钩虫

18. 矿井下的特殊环境有利于哪种寄生虫的传播
    A. 丝虫　　　　　　　B. 旋毛虫　　　　　　C. 钩虫
    D. 猪巨吻棘头虫　　　E. 似蚓蛔线虫

19. 不属于钩虫卵特点的是
    A. 椭圆形　　　　　　B. 卵壳薄　　　　　　C. 无色透明
    D. 刚排出时卵内细胞可达 4 个　　　E. 卵壳与细胞间有半月形空隙

20. 蠕形住肠线虫主要寄生在人体的
    A. 小肠　　　　　　　B. 结肠　　　　　　　C. 回盲部
    D. 直肠　　　　　　　E. 阑尾

21. 蠕形住肠线虫的感染阶段为
    A. 感染期卵　　　　　B. 蛴虫幼虫　　　　　C. 杆状蚴
    D. 丝状蚴　　　　　　E. 微丝蚴

22. 人体感染蠕形住肠线虫的主要症状为
    A. 贫血　　　　　　　B. 肠梗阻　　　　　　C. 消化功能紊乱

D. 阴道炎、子宫内膜炎   E. 肛门及会阴部皮肤瘙痒

23. 下面哪项不是蛲虫病的防治原则
    A. 治疗患者   B. 加强卫生宣传教育
    C. 注意个人卫生和饮食卫生   D. 加强粪便管理
    E. 防止再感染

24. 蠕形住肠线虫致病的主要机制为
    A. 夺取宿主营养   B. 成虫寄生导致局部黏膜损害
    C. 成虫特殊的产卵习性和产卵部位   D. 虫体代谢产物和崩解物的作用
    E. 成虫的机械刺激作用

25. 虫卵两端有透明栓的寄生虫为
    A. 似蚓蛔线虫   B. 蠕形住肠线虫   C. 毛首鞭形线虫
    D. 钩虫   E. 猪巨吻棘头虫

26. 下列哪种寄生虫可自体感染
    A. 似蚓蛔线虫   B. 钩虫   C. 旋毛形线虫
    D. 蠕形住肠线虫   E. 毛首鞭形线虫

27. 毛首鞭形线虫的诊断阶段为
    A. 虫卵   B. 杆状蚴   C. 丝状蚴
    D. 鞭虫幼虫   E. 以上都不是

28. 重症鞭虫病患者的主要症状为
    A. 烦躁不安、失眠、食欲减退   B. 消化功能紊乱、肠梗阻
    C. 腹泻、便血、直肠脱垂、贫血和虚弱等症状
    D. 并发阑尾炎、肠穿孔   E. 引起肺部感染、咳嗽和咯血

29. 毛首鞭形线虫的主要致病机制为
    A. 夺取营养   B. 幼虫移行时对组织造成的损害作用
    C. 虫体代谢产物所致变态反应   D. 成虫的特殊产卵习性
    E. 成虫前端插入肠黏膜及黏膜下层,以组织液和血液为食,导致局部黏膜炎症

30. 鞭虫病最常用的实验诊断方法为
    A. 直接涂片法   B. 免疫诊断法   C. 肠黏膜活检
    D. 透明胶纸法   E. 以上都不是

31. 鞭虫病的防治原则为
    A. 治疗患者和带虫者   B. 注意环境卫生   C. 注意个人卫生
    D. 加强粪便管理,保护水源   E. 以上都是

32. 下列哪些线虫的生活史需要中间宿主

　　A. 钩虫　　　　　　　B. 蠕形住肠线虫　　　　C. 似蚓蛔线虫

　　D. 毛首鞭形线虫　　　E. 丝虫

33. 通过蚊虫叮咬而传播的寄生虫是

　　A. 似蚓蛔线虫　　　　B. 钩虫　　　　　　　　C. 蠕形住肠线虫

　　D. 丝虫　　　　　　　E. 旋毛虫

34. 丝虫成虫寄生于

　　A. 脑　　　　　　　　B. 肝　　　　　　　　　C. 淋巴系统

　　D. 血液　　　　　　　E. 消化道

35. 象皮肿由哪种寄生虫引起

　　A. 似蚓蛔线虫　　　　B. 毛首鞭形线虫　　　　C. 丝虫

　　D. 钩虫　　　　　　　E. 猪巨吻棘头虫

36. 下列哪项不是丝虫病的防治原则

　　A. 普查普治　　　　　B. 防蚊　　　　　　　　C. 加强流行病学监测

　　D. 加强粪便管理　　　E. 灭蚊

37. 慢性阻塞性丝虫病的临床表现是

　　A. 象皮肿　　　　　　B. 乳糜尿　　　　　　　C. 睾丸鞘膜积液

　　D. 乳糜腹水　　　　　E. 以上均是

38. 晚期丝虫病最多见的体征是

　　A. 象皮肿　　　　　　B. 乳糜尿　　　　　　　C. 鞘膜积液

　　D. 乳糜腹水　　　　　E. 均不是

39. 区别班氏吴策线虫微丝蚴与马来布鲁线虫微丝蚴应观察

　　A. 头间隙的大小　　　B. 体核的大小及排列　　C. 有无尾核

　　D. 体态　　　　　　　E. 以上均是

40. 哪种寄生虫的生活史不需要中间宿主

　　A. 广州管圆线虫　　　B. 钩虫　　　　　　　　C. 丝虫

　　D. 旋毛虫　　　　　　E. 猪巨吻棘头虫

41. 传播班氏丝虫病的主要媒介为

　　A. 淡色库蚊、致倦库蚊　　　　　　B. 中华按蚊、嗜人按蚊

　　C. 微小按蚊、淡色库蚊　　　　　　D. 大劣按蚊、致倦库蚊

　　E. 中华白蛉

42. 诊断丝虫病适宜的采血时间是

　　A. 晚9时至次晨2时　　B. 白天　　　　　　　　C. 清晨

D. 下午 　　　　　　　　E. 任何时间均可

43. 丝虫病的病原学诊断方法是
    A. 厚血膜片法　　　　B. 新鲜血滴法　　　　C. 微丝蚴浓集法
    D. 海群生白天诱出法　E. 以上均是

44. 不寄生于消化道的寄生虫是
    A. 似蚓蛔线虫　　　　B. 蠕形住肠线虫　　　C. 丝虫
    D. 旋毛虫　　　　　　E. 毛首鞭形线虫

45. 关于丝虫和疟原虫，以下说法正确的是
    A. 均由蚊虫叮咬传播　B. 均由白蛉叮咬传播　C. 均是卵胎生
    D. 中间宿主均是蚊子　E. 均可引起贫血

46. 丝虫的终宿主是
    A. 蚊　　　　　　　　B. 人　　　　　　　　C. 猫
    D. 猪　　　　　　　　E. 鼠

47. 能引起人畜共患病的寄生虫为
    A. 似蚓蛔线虫　　　　B. 毛首鞭形线虫　　　C. 蠕形住肠线虫
    D. 旋毛形线虫　　　　E. 钩虫

48. 关于旋毛虫的描述，下列哪项是错误的
    A. 旋毛虫为一种动物源性寄生虫
    B. 在同一宿主体内即可完成生活史全过程
    C. 成虫寄生在宿主小肠内
    D. 幼虫寄生在宿主肌肉内形成囊包
    E. 感染阶段为囊包

49. 旋毛虫的感染方式为
    A. 经口　　　　　　　B. 经皮肤　　　　　　C. 输血
    D. 媒介昆虫叮咬　　　E. 直接接触感染

50. 旋毛虫的诊断阶段为
    A. 囊包　　　　　　　B. 包囊　　　　　　　C. 囊尾蚴
    D. 囊蚴　　　　　　　E. 丝状蚴

51. 在旋毛虫病流行中起重要作用的传染源为
    A. 猪　　　　　　　　B. 兔　　　　　　　　C. 鸡
    D. 旋毛虫病患者　　　E. 蛇

52. 下列哪项不是旋毛虫病的防治原则
    A. 治疗患者　　　　　　　　　　B. 加强肉类检疫及肉类制品卫生检查

C. 改变养猪方法，提倡圈养　　D. 管理好粪便和水源

E. 灭鼠、搞好环境卫生

53. 吃未煮熟的含感染性幼虫的褐云玛瑙螺而感染的线虫是

A. 美丽筒线虫　　　　B. 棘颚口线虫　　　　C. 广州管圆线虫

D. 旋毛形线虫　　　　E. 结膜吸吮线虫

54. 引起嗜酸性粒细胞增多性脑膜脑炎的线虫是

A. 线膜吸吮线虫幼虫　　B. 钩虫幼虫　　　　C. 广州管圆线虫幼虫

D. 棘颚口线虫幼虫　　　E. 美丽筒线虫幼虫

55. 人是哪种寄生虫的非正常宿主

A. 旋毛虫　　　　　　B. 丝虫　　　　　　C. 猪巨吻棘头虫

D. 毛首鞭形线虫　　　E. 疟原虫

56. 下列哪项不是诊断猪巨吻棘头虫的依据

A. 粪检虫卵　　　　　B. 询问流行病史　　　C. 临床表现

D. 免疫诊断　　　　　E. 诊断性驱虫

57. 下列哪个阶段不是猪巨吻棘头虫的发育阶段

A. 虫卵　　　　　　　B. 棘球蚴　　　　　　C. 棘头体

D. 感染性棘头体　　　E. 成虫

三、名词解释

1. 丹毒样皮炎

2. 钩蚴性皮炎

3. 生物源性线虫

4. 土源性线虫

四、问答题

1. 简述蛔虫病流行广泛、感染率高的原因。

2. 蛔虫对人体的危害有哪些？举例说明。

3. 简述两种钩虫成虫的鉴别要点。

4. 简述钩虫引起宿主失血的原因。

5. 试述蛔虫与钩虫生活史的不同点。

6. 简述丝虫病患者慢性阻塞性病变的机制。

7. 简述旋毛虫对人的致病经过。

五、病例分析

1. 患者，男，30岁，农民，因排黑便而入院。

病前1个月赤脚下红薯地劳动，其后趾间、足背奇痒，有红疹，次日呈水泡、脓包，

下肢红肿,伴咳嗽、发热,数天后红肿消退。12d 后因剧咳曾到医院就诊服用止咳药痊愈。近 8d 来腹痛、反复黑便、头晕、乏力,但无呕血,疑为上消化道出血而入院。

体检及化验:贫血,腹软,脐间轻度压痛,无肌紧张,肝脾未及,双肺(−),心率 91/min,律齐,其他未见异常。血常规均正常。粪检:大便黑褐色,隐血 +++,红细胞 +,涂片发现有某寄生虫卵。经驱虫治疗,患者逐渐康复出院。

(1)本病例系何种寄生虫感染?
(2)解释本病例的症状和体征?
(3)本病应与何病鉴别诊断?
(4)如何加强对本病的防治?

2. 患者,男,9 岁。

4 小时前剑突下阵发性钻顶样疼痛,疼痛向右肩放射,伴恶心、呕吐,呕吐物中发现一条长约 25cm 的虫体,急诊入院。询问病史,患者半年前开始经常出现阵发性脐周腹痛。

查体,心肺听诊无异常。剑突下偏右有压痛,腹软,可触及条索状物。

(1)该患者最可能感染的是什么寄生虫?
(2)需要做哪些实验室检查?

3. 患者,男,17 岁,广东潮阳人,农民。

患者 16 日下水库游泳,17 日出现畏寒、发热,伴右侧睾丸部疼痛,18 日发现右侧睾丸肿大至鸭蛋大小而就医。

体检:体温 38.5℃,精神稍差。右侧阴囊皮肤潮红,附睾肿大并有明显触痛,睾丸右下方有一个 4cm×5cm×8cm 的肿块,无明显触痛,表面光滑,硬质中等,按之有波动感,局部透光反应(+)。左侧阴囊及睾丸正常。白细胞总数 11 600,中性粒细胞 79%,淋巴细胞 16%,嗜酸性粒细胞 5%。

病程记录:经用青链霉素治疗,3d 后体温降至 36.8℃,阴囊皮肤潮红消失,肿块开始缩小,附睾触痛已不明显。4d 后肿块消失,患者自觉已恢复正常。

患者经治疗虽已恢复正常,是否还需做进一步检查、诊断和治疗?

4. 患者,男,35 岁。云南大理人。

因发热、全身肌肉酸痛、吞咽困难而入院就诊。

自述:1 周前感觉肠胃不适,发现眼睑肿胀,并逐步发展为脸部肌肉有肿胀感,全身肌肉酸痛、发热。既往健康,患病前几天与朋友吃过生皮,朋友中也有人出现类似症状。

查体:T 38.5℃,P 90/min。神志清,心、肺、腹无明显异常。四肢与脸部肌肉有明显压痛,但未见有包块,各种反射检查均正常。

实验室检查：血常规 WBC $15.0 \times 10^9/L$，嗜酸性粒细胞 18%。

（1）该患者最可能的诊断是什么病？

（2）所患病是如何感染？如何解释上述表现？

（3）如何预防和治疗本病？

第二节　吸虫纲

学习指导

一、学习内容

1. 掌握　华支睾吸虫、布氏姜片吸虫、并殖吸虫、日本血吸虫的形态和生活史。

2. 熟悉　华支睾吸虫、布氏姜片吸虫、并殖吸虫、日本血吸虫的致病性和实验诊断方法。

3. 了解　华支睾吸虫、布氏姜片吸虫、并殖吸虫、日本血吸虫的流行和防治原则，吸虫纲的形态特征和生活史类型。

二、重点和难点

1. 重点　华支睾吸虫、布氏姜片吸虫、并殖吸虫、日本血吸虫的形态特点和生活史特征，几种吸虫的形态鉴别与生活史差异。

2. 难点　几种吸虫的形态鉴别与生活史差异。

习　题

一、填空题

1. 在我国寄生于人体的吸虫主要有_____、_____、_____、_____、_____。

2. 常见吸虫卵的外壳形态结构：有卵盖的是_____、_____、_____，有侧棘的是_____。

3. 华支睾吸虫的保虫宿主主要有_____。

4. 华支睾吸虫的成虫寄生于人或猫、犬等哺乳动物的_____内，其中卵随_____进入消化道，排出体外。

5. 华支睾吸虫在第一中间宿主体内发育的过程为_____、_____、_____、_____。

6. 华支睾吸虫的感染是由于人食入淡水鱼、虾中的_____而引起。

7. 华支睾吸虫囊蚴寄生于淡水鱼最多的部位是_____。

8. 吸虫卵排出人体时，卵内已有毛蚴的是_____、_____。

9. 确诊华支睾吸虫的主要依据为_____。

10. 华支睾吸虫卵粪便检查的主要方法有_____、_____、_____。

11. 预防华支睾吸虫感染的关键是_____。

12. 治疗华支睾吸虫病首选的药物是_____。

13. 布氏姜片吸虫成虫主要寄生在_____和_____体内，其中_____是保虫宿主。

14. 布氏姜片吸虫是人体内寄生的大型吸虫，其腹吸盘呈_____状。

15. 布氏姜片吸虫成虫寄生在人体的_____，它的中间宿主是_____。

16. _____卵是寄生于人体最大的蠕虫卵。

17. 布氏姜片吸虫确诊的依据是从粪便中检获_____和_____。

18. 布氏姜片吸虫在中间宿主扁卷螺体内的发育过程为_____、_____、_____、_____。

19. 除日本血吸虫外，其他吸虫的睾丸共同特点为_____。

20. 以囊蚴作为感染阶段的寄生虫主要有_____、_____、_____。

21. 卫氏并殖吸虫成虫主要寄生在人体_____，第一中间宿主为_____，第二中间宿主为_____及_____。

22. 卫氏并殖吸虫除成虫可寄生于人体外，其_____阶段亦可对人体皮下、脑等造成损害。

23. 卫氏并殖吸虫的病原学诊断，除可取皮肤包块活组织检查外，尚可取_____和_____查找虫卵。

24. 生食或半生食溪蟹可感染的寄生虫有_____和_____。

25. 从患者痰液中查到椭圆形、不规则、金黄色、卵盖明显的虫卵，是_____虫卵。

26. 斯氏狸殖吸虫的终宿主是_____，感染阶段为_____，人是其_____宿主。

27. 含有_____的水体称疫水。

28. 日本血吸虫病根据其临床表现可分为_____、_____和_____。

29. 日本血吸虫病寄生于肠系膜静脉，虫卵主要沉积于_____和_____，虫卵可随_____排出体外。

30. 日本血吸虫的致病阶段有_____、_____、_____和_____。其中对人体造成主要危害的是_____。

31. 日本血吸虫毛蚴侵入钉螺体内可发育成_____、_____和_____，_____可从螺体内逸出。

32. 日本血吸虫病在我国按其地理环境和流行特点可分为_____、_____、_____。

33. 人对日本血吸虫产生的获得性免疫为_____，是由_____刺激机体产生，但仅对入侵的_____有效。

34. 晚期日本血吸虫病患者出现消化道大出血、腹水、脾大，其主要原因是由于_____导致_____所致。

35. 可对人体肺部造成损害的吸虫有_____、_____和_____。

36. 治疗吸虫病首选的药物是_____。

37. 不寄生于人体肠道而可在粪便中查到虫卵的吸虫有_____、_____、_____。

38. 可采用活组织检查病原体的吸虫病有_____、_____、_____。

39. 除可采用病原学诊断外，亦可用免疫学方法进行诊断或辅助诊断的吸虫病有_____、_____、_____、_____。

二、单选题

1. 寄生在人体的吸虫生活史中，幼虫
   - A. 不繁殖
   - B. 进行配子生殖
   - C. 进行接合生殖
   - D. 进行幼体增殖
   - E. 进行孢子生殖

2. 除下列哪项外，均为吸虫的发育阶段
   - A. 毛蚴
   - B. 胞蚴
   - C. 雷蚴
   - D. 尾蚴
   - E. 囊尾蚴

3. 下列哪项不属于吸虫的形态结构特征
   - A. 多为雌雄同体
   - B. 虫体两侧对称
   - C. 有口吸盘和腹吸盘
   - D. 无消化道
   - E. 无体腔

4. 吸虫生活史的中间宿主必须有
   - A. 食草类哺乳动物
   - B. 食肉类哺乳动物
   - C. 淡水螺
   - D. 淡水鱼、虾
   - E. 水生植物

5. 常见的最小蠕虫卵是
   - A. 布氏姜片吸虫卵
   - B. 华支睾吸虫卵
   - C. 卫氏并殖吸虫卵
   - D. 斯氏狸殖吸虫卵
   - E. 血吸虫卵

6. 华支睾吸虫的第一中间宿主是
   - A. 拟钉螺
   - B. 川卷螺
   - C. 钉螺

D. 纹沼螺 E. 扁卷螺

7. 华支睾吸虫的第二中间宿主是
   A. 赤豆螺 B. 水生植物 C. 石蟹
   D. 淡水鱼、虾 E. 川卷螺

8. 华支睾吸虫感染人体的途径为
   A. 经口感染 B. 经媒介昆虫叮咬 C. 经输血感染
   D. 经皮肤感染 E. 先天性感染

9. 华支睾吸虫的感染阶段是
   A. 尾蚴 B. 虫卵 C. 囊蚴
   D. 毛蚴 E. 胞蚴

10. 华支睾吸虫的寄生部位是
    A. 小肠 B. 盲肠 C. 十二指肠
    D. 肝胆管 E. 回盲部

11. 以下哪项不是华支睾吸虫的传染源
    A. 患者 B. 带虫者 C. 淡水鱼
    D. 犬 E. 猫

12. 华支睾吸虫对宿主要求不是很严格，表现在
    A. 可寄生在螺，也可寄生于鱼、虾
    B. 所寄生的鱼类繁多，包括肉食鱼和极小的非肉食鱼
    C. 在我国南北方吃鱼习惯不同，但均有人受染
    D. 终宿主除外，还可寄生于肉食哺乳动物
    E. 幼虫和成虫所寄生的宿主范围都较广

13. 华支睾吸虫对人的危害主要是
    A. 肝脏损害 B. 肺脏损害 C. 胰腺炎
    D. 脑损害 E. 小肠黏膜溃疡

14. 疑有华支睾吸虫感染常用下列哪种方法进行诊断
    A. 肠检胶囊法 B. 饱和盐水浮聚法 C. 毛蚴孵育法
    D. 透明胶纸法 E. 改良加藤法

15. 除粪便检查外，华支睾吸虫的病原学诊断方法还有
    A. 呕吐物查成虫 B. 肛门拭子法 C. 间接血凝试验
    D. 酶联免疫吸附试验 E. 十二指肠引流法

16. 常见的蠕虫卵中最大的是
    A. 华支睾吸虫卵 B. 卫氏并殖吸虫卵 C. 日本血吸虫卵

D. 布氏姜片吸虫卵　　　　E. 斯氏狸殖吸虫卵

17. 布氏姜片吸虫的感染阶段是
    A. 虫卵　　　　　　B. 毛蚴　　　　　　C. 囊蚴
    D. 尾蚴　　　　　　E. 胞蚴

18. 布氏姜片吸虫的中间宿主是
    A. 长角涵螺　　　　B. 纹沼螺　　　　　C. 扁卷螺
    D. 川卷螺　　　　　E. 钉螺

19. 布氏姜片吸虫在中间宿主体内的发育过程是
    A. 毛蚴→胞蚴→雷蚴→尾蚴　　　　　B. 胞蚴→雷蚴→尾蚴→囊蚴
    C. 毛蚴→母胞蚴→子胞蚴→尾蚴　　　D. 毛蚴→母胞蚴→子胞蚴→雷蚴→尾蚴
    E. 胞蚴→母雷蚴→子雷蚴→尾蚴

20. 含有布氏姜片吸虫囊蚴的水生植物称为
    A. 植物媒介　　　　B. 第一中间宿主　　C. 第二中间宿主
    D. 保虫宿主　　　　E. 转续宿主

21. 人感染布氏姜片吸虫的方式是
    A. 生食或半生食猪肉　　　　　　　　B. 生食或半生食牛肉
    C. 生食或半生食淡水鱼、虾　　　　　D. 生食或半生食水生植物
    E. 生食或半生食溪蟹、蝲蛄

22. 确诊布氏姜片吸虫病的依据是
    A. 腹痛、腹泻　　　　　　　　　　　B. 外周血嗜酸性粒细胞增高
    C. 有生食水生植物的习惯　　　　　　D. 粪便检查发现虫卵
    E. 消瘦、乏力、水肿

23. 生活史中只需一个中间宿主的是
    A. 华支睾吸虫　　　　B. 布氏姜片吸虫　　C. 卫氏并殖吸虫
    D. 斯氏狸殖吸虫　　　E. 以上都不是

24. 某地生长有长角涵螺、蝲蛄、鳇鱼、菱角、扁卷螺，可有下列哪些寄生虫病流行
    A. 布氏姜片吸虫病及卫氏并殖吸虫病
    B. 布氏姜片吸虫病及华支睾吸虫病
    C. 华支睾吸虫病及日本血吸虫病
    D. 华支睾吸虫病及卫氏并殖吸虫病
    E. 布氏姜片吸虫病及日本血吸虫病

25. 以猪为主要保虫宿主的寄生虫有
    A. 溶组织内阿米巴　　B. 蓝氏贾第鞭毛虫　　C. 卫氏并殖吸虫

D. 布氏姜片吸虫　　　　E. 斯氏狸殖吸虫

26. 十二指肠引流检查可提高下列哪些寄生虫的检出率
    A. 华支睾吸虫和蓝氏贾第鞭毛虫　　B. 华支睾吸虫和溶组织内阿米巴
    C. 布氏姜片吸虫和蓝氏贾第鞭毛虫　　D. 布氏姜片吸虫和刚地弓形虫
    E. 日本血吸虫和溶组织内阿米巴

27. 可以引起肺部损害的寄生虫主要有
    A. 卫氏并殖吸虫和卡氏肺孢子虫　　B. 华支睾吸虫和刚地弓形虫
    C. 布氏姜片吸虫和疟原虫　　D. 日本血吸虫和杜氏利什曼原虫
    E. 卫氏并殖吸虫和蓝氏贾第鞭毛虫

28. 可引起人体结肠黏膜溃疡和下痢症状的病原体是
    A. 弓形虫有性期　　B. 溶组织内阿米巴包囊
    C. 布氏姜片吸虫卵　　D. 日本血吸虫卵
    E. 蓝氏贾第鞭毛虫滋养体

29. 吸虫的受精过程一般可以是
    A. 自体受精　　B. 异体受精
    C. 自体及异体受精　　D. 精子在外界停留后受精
    E. 以上都不是

30. 人是非正常宿主的吸虫是
    A. 日本血吸虫　　B. 华支睾吸虫　　C. 卫氏并殖吸虫
    D. 布氏姜片吸虫　　E. 斯氏狸殖吸虫

31. 下列哪种吸虫感染能引起游走性皮下结节和包块
    A. 华支睾吸虫　　B. 布氏姜片吸虫　　C. 日本血吸虫
    D. 斯氏狸殖吸虫　　E. 以上吸虫都不行

32. 并殖吸虫成虫的形态特点是
    A. 二睾丸并列　　B. 二吸盘并列
    C. 卵巢与子宫前后排列　　D. 二睾丸并列，卵巢与子宫并列
    E. 二睾丸前后排列

33. 在卫氏并殖吸虫的生活史中，野猪为
    A. 终宿主　　B. 中间宿主　　C. 第一中间宿主
    D. 转续宿主　　E. 以上均否

34. 卫氏并殖吸虫的第二中间宿主是
    A. 野猪　　B. 川卷螺　　C. 鱼和虾
    D. 溪蟹和蝲蛄　　E. 扁卷螺

35. 下面除了哪项均可作为卫氏并殖吸虫病传染源

　　A. 患者　　　　　　　　　　B. 感染了卫氏并殖吸虫的食肉野生哺乳类动物

　　C. 感染了卫氏并殖吸虫的野猪　　D. 带虫者

　　E. 感染了卫氏并殖吸虫的犬

36. 人是斯氏狸殖吸虫的

　　A. 终宿主　　　　　B. 第一中间宿主　　　　C. 保虫宿主

　　D. 非正常宿主　　　E. 以上均可

37. 卫氏并殖吸虫的第一中间宿主是

　　A. 纹沼螺　　　　　B. 赤豆螺　　　　　　　C. 扁卷螺

　　D. 川卷螺　　　　　E. 钉螺

38. 痰液中可查到哪种吸虫卵

　　A. 斯氏狸殖吸虫卵　B. 日本血吸虫卵　　　　C. 卫氏并殖吸虫卵

　　D. 华支睾吸虫卵　　E. 以上均否

39. 斯氏狸殖吸虫的病原学诊断方法是

　　A. 粪便中查虫卵　　B. 痰液中查虫卵　　　　C. 皮下结节活组织检查

　　D. 免疫学诊断　　　E. 以上均可

40. 在我国流行的血吸虫是

　　A. 曼氏血吸虫　　　B. 日本血吸虫　　　　　C. 埃及血吸虫

　　D. 间插血吸虫　　　E. 湄公血吸虫

41. 日本血吸虫病在我国流行至少有

　　A. 100 年　　　　　B. 500 年　　　　　　　C. 200 年

　　D. 210 年　　　　　E. 2100 年

42. 没有卵盖的吸虫卵是

　　A. 华支睾吸虫卵　　B. 日本血吸虫卵　　　　C. 斯氏狸殖吸虫卵

　　D. 布氏姜片吸虫卵　E. 卫氏并殖吸虫卵

43. 与其他吸虫相比，日本血吸虫成虫独有的形态特点之一是

　　A. 有口、腹吸盘　　B. 雌雄异体　　　　　　C. 雌雄同体

　　D. 睾丸分支状　　　E. 背腹扁平

44. 有侧棘的吸虫卵是

　　A. 华支睾吸虫卵　　B. 斯氏狸殖吸虫卵　　　C. 布氏姜片吸虫卵

　　D. 日本血吸虫卵　　E. 以上均否

45. 日本血吸虫的主要致病阶段是

　　A. 成虫　　　　　　B. 毛蚴　　　　　　　　C. 尾蚴

D. 虫卵　　　　　　　　E. 童虫

46. 异位血吸虫病最常见的部位是
　　A. 皮肤　　　　　　　　B. 肝脏　　　　　　　　C. 肺部
　　D. 结肠　　　　　　　　E. 以上均可

47. 目前治疗日本血吸虫病首选的药物是
　　A. 阿苯达唑　　　　　　B. 吡喹酮　　　　　　　C. 甲硝唑
　　D. 甲苯达唑　　　　　　E. 以上均可

48. 日本血吸虫成虫刺激机体产生的免疫力可杀伤
　　A. 成虫　　　　　　　　B. 尾蚴　　　　　　　　C. 童虫
　　D. 虫卵　　　　　　　　E. 以上均可

49. 粪便直接涂片法检查日本血吸虫卵用于
　　A. 慢性期血吸虫患者　　B. 晚期血吸虫患者　　　C. 急性期血吸虫患者
　　D. 有肝硬化的血吸虫患者　E. 以上均可

50. 毛蚴孵化法可用于确诊
　　A. 布氏姜片吸虫病　　　B. 卫氏并殖吸虫病　　　C. 日本血吸虫病
　　D. 斯氏狸殖吸虫病　　　E. 以上均可

51. 日本血吸虫的感染阶段和感染方式是
　　A. 毛蚴经皮肤感染　　　B. 童虫经皮肤感染　　　C. 童虫经口感染
　　D. 尾蚴经皮肤感染　　　E. 毛蚴经口感染

52. 尾蚴性皮炎侵入人体引起的病理损害属于
　　A. Ⅰ型变态反应　　　　B. Ⅱ型变态反应　　　　C. Ⅲ型变态反应
　　D. Ⅳ型变态反应　　　　E. Ⅰ型和Ⅳ型变态反应

53. 斯氏狸殖吸虫的第一中间宿主是
　　A. 川卷螺　　　　　　　B. 豆螺　　　　　　　　C. 拟钉螺和小豆螺
　　D. 钉螺　　　　　　　　E. 溪蟹

54. 消灭血吸虫病应采取的措施是
　　A. 治疗患者和病畜　　　B. 加强粪便和水源管理　C. 加强个人防护
　　D. 消灭钉螺　　　　　　E. 以上都是

三、名词解释

1. 伴随免疫
2. 异位寄生
3. 尾蚴性皮炎

四、问答题

1. 简述华支睾吸虫的生活史。
2. 华支睾吸虫病的病原学诊断方法有哪些？哪种方法检出率高？
3. 简述布氏姜片吸虫的致病机制。
4. 日本血吸虫寄生于肠系膜静脉与门静脉，为什么粪便中可以查到虫卵？晚期血吸虫患者的粪便中为什么不易检出虫卵？
5. 华支睾吸虫和日本血吸虫可引起肝脏损害，请说明其机制。
6. 日本血吸虫病按其临床表现可分为哪几期？临床表现如何？

五、病例分析

1. 患者，男，53岁。工人。

主诉反复胸痛，咳嗽咳痰8个月，入院治疗。

8个月前不明原因出现畏寒、发热、双侧胸痛、咳嗽、咳白色黏液痰，食欲减退、消瘦，就诊时摄胸片见左中肺块状阴影，怀疑为肺转移癌，经对症治疗和化疗1个月，症状减轻，左中肺部阴影消失。

1年后胸痛、咳嗽、咳痰加重，再次就诊，拍胸片示左上肺片状模糊阴影，诊断为肺结核，经抗结核治疗3个月无效，转院以肺结核住院。检查一般情况尚好，表浅淋巴结不大，右腰部触及1个2.5cm×4cm包块，质中等硬度无压痛，心肺无异常，腹部正常。血常规嗜酸性粒细胞增高，胸片示左上中肺部可见斑片状阴影，胸膜增厚。经抗结核治疗1个多月复查左中肺阴影消失，右下肺又出现片状阴影及胸膜增厚，怀疑原来的诊断。追问病史患者1年前曾生食小石蟹治疗关节炎。几个月后左胸部、右上腹相继出现过无痛性包块。对比发病以来每次胸片肺部阴影形态、部位各异。

血清学检查对流免疫电泳试验阳性，痰查肺吸虫卵阴性，考虑肺吸虫病。经积极治疗，患者所有症状消失，肺部阴影逐步吸收，痊愈出院。3个月后随访无异常，最后诊断为肺吸虫病。

（1）肺吸虫病的临床表现是什么？
（2）肺吸虫病综合判断的依据是什么？
（3）如果治疗本例患者应选用的药物和疗程？

2. 患者，男，22岁。大学生。

近1年来右上腹不适，消化不良，疲乏而入院。自称以前在广西曾发现有几次出现轻度黄疸症状，并有上腹不适。尿的颜色变深，感到疲乏、头晕等。近年来发作次数较多，无饮酒史。

检查：心肺正常，虹膜轻度黄染，肝大在肋下2cm，轻度触痛，脾未触及。无腹水及四肢水肿。胸部X线检查正常。嗜酸性粒细胞增高，乙肝表面抗原阴性，肝功能检查正常，粪便检查有华支睾吸虫卵。追问病史：患者家乡有吃鱼生粥的习惯。最后诊断为华支睾吸虫病。

（1）在诊断华支睾吸虫病时如何进行甲肝、乙肝、乙醇肝的鉴别诊断？

（2）本例患者被诊断为华支睾吸虫病的重要依据是什么？

（3）治疗本例患者首选的药物及治疗方法是什么？

3. 患者，男，28岁。江苏微山县人。

主诉：发热、腹痛、脓血便1个月。

3个月前乘船到湖南农村，由于天气炎热多次在河边洗澡，当时手脚皮肤有米粒状红色丘疹，发痒、有时出现风疹块，以为是蚊子叮咬所致。几天后发烧、咳嗽、吐痰。吃了感冒药几天后好了。

1个多月后开始发烧。"拉痢"有脓血，每天2~4次。上腹部不适，疼痛，食欲减退、消瘦。曾患过疟疾，经有效治疗未再犯病。

体检：体温39℃，消瘦，神志清楚，心、肺（–），腹部稍膨胀，肝剑突下3cm有压痛，脾可触及，四肢（–）。

化验：血常规白细胞计数和嗜酸性粒细胞百分比增高，尿常规正常，胸片正常。

（1）根据上述病史、体检及化验结果，你怀疑患者是什么病？

（2）你认为还应当进行哪些检查及化验以便确诊？

（3）对患者应当如何正确处理？

第三节　绦虫纲

学习指导

一、学习内容

1. 掌握　链状带绦虫、肥胖带绦虫的形态和生活史。

2. 熟悉　链状带绦虫、肥胖带绦虫的致病性和实验诊断方法。

3. 了解　链状带绦虫、肥胖带绦虫的流行和防治原则，绦虫纲的形态特征和生活史类型及其他人体寄生绦虫的形态和生活史。

二、重点和难点

1. 重点　绦虫的主要特点，链状带绦虫和肥胖带绦虫的形态和生活史特点，几种绦虫的形态区别和生活史差异。

2. 难点　几种绦虫的形态区别和生活史差异。

习 题

一、填空题

1. 绦虫属于_____动物门，_____纲，寄生于人体的绦虫属于_____目、_____目。
2. 绦虫的成虫寄生于脊椎动物的_____。
3. 细粒棘球绦虫、链状带绦虫和肥胖带绦虫均属于_____目。
4. 绦虫的成虫链体分为_____、_____和_____。
5. 链状带绦虫头节呈_____形，上有_____、_____和_____。
6. 肥胖带绦虫仅_____阶段寄生于人体，引起_____病。
7. 人误食猪带绦虫卵可患_____病，食入_____可患猪带绦虫病。
8. 囊尾蚴是_____和_____的幼虫。
9. 人体感染囊虫病的方式有_____、_____和_____。
10. 肥胖带绦虫的孕节易从人体_____逸出，因此用_____或_____可查到虫卵。
11. 棘球蚴囊壁由_____和_____组成。
12. 棘球蚴砂包括_____、_____、_____、_____等物质。
13. 细粒棘球绦虫成虫可寄生在_____、_____等动物体内，而幼虫可寄生在_____体和_____动物的组织中。
14. 多房棘球绦虫的_____阶段寄生于人体，可引起_____病。它的_____宿主是狐、犬等食肉动物，_____宿主是啮齿类动物及人体。
15. 曼氏迭宫绦虫的第一中间宿主是_____。
16. 微小膜壳绦虫的成虫寄生在人体的_____。
17. 人误食微小膜壳绦虫卵后，在肠内孵出六钩蚴钻入肠绒毛发育为_____，然后返回肠腔发育为_____。
18. 微小膜壳绦虫生活史中可不需要_____，即可完成其整个发育过程。
19. 微小膜壳绦虫的_____污染食物、手指和饮水，经口进入人体。
20. 曼氏迭宫绦虫的头节呈_____状，背腹面各有一纵行的_____。
21. 曼氏迭宫绦虫的幼虫期有_____、_____和_____三种形态。
22. 祖国医学中记载的"寸白虫"是指_____。
23. 成节内卵巢分为三叶的绦虫是_____。
24. 细粒棘球绦虫对人体的感染阶段是_____。
25. 虫卵内胚膜两极有丝状物的绦虫是_____。
26. 牛带绦虫对人的感染阶段为_____。

27. 链状带绦虫的终宿主是_____，肥胖带绦虫的中间宿主是_____。
28. 链状带绦虫、曼氏迭宫绦虫及细粒棘球绦虫的主要致病阶段分别为_____、_____和_____。

二、单选题

1. 关于绦虫的形态描述，哪项是错误的
    A. 虫体背腹扁平　　　　B. 虫体分节　　　　　C. 雌雄异体
    D. 无消化道　　　　　　E. 头节上有吸盘等固着结构

2. 棘球蚴病的病源来自下列何种感染动物
    A. 犬　　　　　　　　　B. 羊　　　　　　　　C. 猪
    D. 马　　　　　　　　　E. 牛

3. 哪种绦虫卵胚膜内有放射状条纹
    A. 曼氏迭宫绦虫　　　　B. 阔节裂头绦虫　　　C. 微小膜壳绦虫
    D. 链状带绦虫　　　　　E. 缩小膜壳绦虫

4. 哪种绦虫的生活史需要两个中间宿主
    A. 链状带绦虫　　　　　B. 细粒棘球绦虫　　　C. 曼氏迭宫绦虫
    D. 微小膜壳绦虫　　　　E. 以上都不是

5. 绦虫成虫具有生发能力的节片是
    A. 头节　　　　　　　　B. 颈节　　　　　　　C. 幼节
    D. 成节　　　　　　　　E. 孕节

6. 圆叶目和假叶目绦虫的形态共同点是
    A. 虫卵均需在水中发育　　　　B. 只需一个中间宿主
    C. 成节有子宫孔　　　　　　　D. 虫卵内均有六钩蚴
    E. 成虫头节有吸盘或吸槽等固着器官

7. 人猪囊虫病的侵入途径、致病原因是
    A. 经口食入　猪囊尾蚴　　　　B. 经皮肤钻入　钩球蚴
    C. 经口食入　猪带绦虫卵　　　D. 经皮肤钻入　六钩蚴
    E. 经胎盘钻入　裂头蚴

8. 链状带绦虫对人体危害最大的阶段是
    A. 成虫　　　　　　　　B. 虫卵　　　　　　　C. 囊尾蚴
    D. 似囊尾蚴　　　　　　E. 六钩蚴

9. 引起人脑部病变的寄生虫有
    A. 链状带绦虫成虫　　　B. 肥胖带绦虫成虫　　C. 链状带绦虫囊尾蚴
    D. 肥胖带绦虫囊尾蚴　　E. 微小膜壳绦虫成虫

10. 下列哪项不是棘球蚴的组成部分
    A. 生发囊   B. 包囊   C. 子囊
    D. 孙囊   E. 原头蚴

11. 肥胖带绦虫的终宿主为
    A. 牛   B. 骆驼   C. 羊
    D. 人   E. 猪

12. 曼氏迭宫绦虫对人体的主要致病阶段是
    A. 虫卵   B. 棘球蚴   C. 原尾蚴
    D. 囊尾蚴   E. 裂头蚴

13. 多房棘球蚴寄生于人体可致什么病
    A. 泡球蚴病   B. 原头蚴病   C. 棘球蚴病
    D. 囊尾蚴病   E. 裂头蚴病

14. 曼氏迭宫绦虫感染人的阶段是什么
    A. 钩球蚴   B. 毛蚴   C. 杆状蚴
    D. 六钩蚴   E. 裂头蚴

15. 细粒棘球绦虫对人体的主要致病阶段是
    A. 成虫   B. 虫卵   C. 六钩蚴
    D. 棘球蚴   E. 囊尾蚴

16. 带绦虫驱虫治疗后，为观察疗效，应检查哪项指标
    A. 虫卵   B. 链体   C. 头节
    D. 成节   E. 孕节

17. 包虫病诊断方法，哪项除外
    A. 询问病史   B. 超声波检查   C. X线透视、摄片
    D. 病变组织穿刺   E. 免疫学检查

18. 棘球蚴在人体最常见的寄生部位是
    A. 肠   B. 肝   C. 肺
    D. 脑   E. 骨

19. 肉眼所见棘球蚴囊中白色半透明粉皮状物是何种结构
    A. 生发层   B. 角皮层   C. 原头蚴
    D. 纤维组织包膜   E. 坏死组织

20. 诊断棘球蚴病禁忌穿刺的主要原因是什么
    A. 出血、感染   B. 感染、继发性棘球蚴病
    C. 过敏性休克、出血   D. 过敏性休克、继发性棘球蚴病

E. 继发性棘球蚴病、出血

21. 鸟类可作为裂头蚴的什么宿主

  A. 第一中间宿主   B. 保虫宿主   C. 终宿主

  D. 转续宿主   E. 第二中间宿主

22. 吡喹酮可用于治疗什么病

  A. 猪带绦虫病   B. 猪囊虫病   C. 牛带绦虫病

  D. 华支睾吸虫病   E. 以上均可

23. 棘球蚴病的感染方式是什么

  A. 经口   B. 经皮肤   C. 经媒介昆虫

  D. 经接触   E. 经输血

24. 微小膜壳绦虫的幼虫是

  A. 囊尾蚴   B. 棘球蚴   C. 泡球蚴

  D. 裂头蚴   E. 似囊尾蚴

25. 哪种绦虫卵具有卵盖

  A. 微小膜壳绦虫   B. 细粒棘球绦虫   C. 肥胖带绦虫

  D. 链状带绦虫   E. 曼氏迭宫绦虫

三、名词解释

1. 中绦期
2. 囊尾蚴
3. 棘球蚴砂
4. 似囊尾蚴
5. 泡球蚴病
6. 继发性棘球蚴病
7. 囊虫病

四、问答题

1. 简述链状带绦虫与肥胖带绦虫生活史的异同点。
2. 治疗猪带绦虫病为什么要"先驱绦，后灭囊"？
3. 简述猪带绦虫病流行的主要因素和防治措施。
4. 简述细粒棘球绦虫生活史。
5. 试述包虫病对人的危害。
6. 简述犬科动物在绦虫病流行中的作用。
7. 简述曼氏迭宫绦虫的生活史。
8. 微小膜壳绦虫感染人体的途径有哪些？

五、病例分析

1. 患者，男，38岁。北京人，司机。

饭后 2 小时左右右腹部有明显痛感。没有发热、畏寒、皮疹、体重减轻、恶心、呕吐或特异性食物过敏等症状。平时喜饮凉水。自诉在"文革"期间去过西北某建设兵团劳动 3 年，主要工作是养猪，也经常和狗一起玩耍。

体检：血压 110/70mmHg（14.7/9.33kPa），呼吸 16/min，脉搏 82/min，体温正常，体重 60kg。腹部柔软，右上腹突出，有中度压痛，肝大肋下 1cm，叩诊时肝大 9cm，肠鸣音正常。

化验：血红蛋白 15.6g%，白细胞计数 9600/mm^3，白细胞分类正常；尿检查正常，腹部平片见有一钙化囊，肝扫描时，在腹部平片有钙化囊的位置处见缺损区，大约 8cm。胃肠钡餐检查，钡剂灌肠以胆道检查正常。寄生虫抗原皮内试验为阳性。

（1）据病例分析，患者很可能是患哪种寄生虫病？
（2）该病是如何感染的？
（3）根据检查结果，该病在治疗中应注意什么？
（4）如何预防此病，应采取哪些措施？

2. 患者，女，52岁。河南籍，现居贵州。

右乳房包块 3 个月，无红肿热痛，有时稍痒，检查：右乳房有一包块，约 3cm×3cm，硬、界限不清，压痛不明显，腋窝淋巴结未肿大，疑诊为乳腺癌。于硬膜外麻醉下拟先经快速石蜡切片证实再行乳腺癌根治术，活检时见一白色虫体，长约 10cm，宽 0.4cm，自包块附近蜿蜒而出。鉴定为裂头蚴，病理诊断为寄生虫性肉芽肿。

追问病史发现，患者 7 年前按民间方法吞食生青蛙治疗关节炎，曾数次吞食活蛙，每次 7 只。近 5 年来背、腰、腹、颈等处常有转移不定的硬结，有时伴瘙痒。

（1）本病为何被误诊为乳腺癌？
（2）本病是怎样感染的？
（3）本病的主要预防方法是什么？

3. 患者，女，26岁。因在粪便中发现有白色节片而来就诊。

患者身体健康，两年前顺产一个健康男孩。她否认有任何胃肠道或中枢神经系统的病症。在饮食中喜爱食猪肉和牛肉。自从发现粪便中有白色节片排出后，常感到厌食、恶心和腹部痉挛，偶尔有饥痛感觉前来就诊。

体检：血红蛋白、白细胞计数及尿常规化验均为正常。粪便检查发现有带绦虫卵。患者带来的一孕节经注射墨汁检查，子宫分支是 10~12 支。

（1）你认为该患者可能患哪种带绦虫病？为什么？
（2）是否需要住院治疗？应注意防止什么并发症？

第三章 医学原虫

第一节 叶足虫纲

📖 学习指导

一、学习内容

1. **掌握** 溶组织内阿米巴的形态、生活史、致病机制和病原诊断方法，注意溶组织内阿米巴与其他非致病阿米巴的形态鉴别。
2. **熟悉** 阿米巴病的临床类型与临床表现。
3. **了解** 阿米巴病的流行与防治。

二、重点和难点

1. **重点** 溶组织内阿米巴包囊和滋养体的形态特征，溶组织内阿米巴的生活史、致病机制、临床表现和实验诊断方法。
2. **难点** 溶组织内阿米巴与其他非致病阿米巴的形态鉴别。

📖 习 题

一、填空题

1. 原虫的基本结构由_____、_____、_____三部分组成。
2. 原虫的运动方式主要有_____、_____、_____。
3. 原虫的有性生殖主要有_____和_____，无性生殖主要有_____、_____和_____。
4. 机会致病的原虫主要有_____、_____、_____。
5. 可在人体肠腔内寄生的阿米巴原虫主要有_____、_____、_____、_____、_____。
6. 溶组织内阿米巴滋养体的细胞质分为_____和_____。
7. 碘液染色溶组织内阿米巴的未成熟包囊，可观察到_____个核，呈棒状的_____和棕红色的_____。
8. 溶组织内阿米巴的成熟包囊有_____个细胞核。

9. 溶组织内阿米巴的传染源是从粪便排出_____的感染者，包括_____和_____。

10. 溶组织内阿米巴_____侵入肠壁吞噬红细胞和组织细胞，转变为_____。

11. 溶组织内阿米巴病原学诊断包括粪便检查和病灶检查，后者只能查到_____时期。

12. 铁苏木素染色溶组织内阿米巴滋养体可观察到_____位于核中央，核膜内缘有大小均匀、排列整齐的_____。

13. 铁苏木素染色溶组织内阿米巴包囊，_____构造同滋养体，_____呈棒状，_____被溶解而呈空泡状。

14. 溶组织内阿米巴滋养体在外界很快_____，在流行中_____。

15. 溶组织内阿米巴_____侵入肠壁静脉，可随血流至肝、肺、脑等组织引起炎症，形成脓肿。

16. 溶组织内阿米巴_____侵入宿主肠壁组织，引起_____；并可侵入肠壁静脉，随血流至肝、肺等组织引起_____。

17. 溶组织内阿米巴包囊自粪便中排出具有_____的特点，所以需要多次检查，才能提高检出率。

18. 溶组织内阿米巴呈_____分布，它的流行与环境的_____关系甚大。

19. 溶组织内阿米巴的_____被人误食后，在小肠内_____脱囊而出，进行_____增殖，主要寄生部位为_____。

二、单选题

1. 医学原虫是指

    A. 寄生于人体并能致病的原虫　　B. 营寄生生活的原虫

    C. 引起人畜共患病的原虫　　　　D. 单细胞真核动物

    E. 寄生于人体的非致病性和致病性原虫

2. 生活史属人间传播型的原虫是

    A. 齿龈内阿米巴　　B. 杜氏利什曼原虫　　C. 刚地弓形虫

    D. 疟原虫　　　　　E. 上述所有原虫

3. 福氏耐格里阿米巴可引起

    A. 阿米巴性角膜炎　　B. 原发性阿米巴脑膜脑炎　　C. 阿米巴痢疾

    D. 阿米巴肝脓肿　　　E. 皮肤型阿米巴病

4. 检查溶组织内阿米巴包囊最常用的方法是

    A. 离心沉淀法　　　　B. 饱和盐水浮聚法　　C. 碘液涂片法

    D. 生理盐水涂片法　　E. 透明胶带法

5. 溶组织内阿米巴的感染阶段为

   A. 二核包囊　　　　　　　　B. 滋养体　　　　　　　　C. 包囊

   D. 四核包囊　　　　　　　　E. 滋养体和包囊

6. 溶组织内阿米巴病的主要感染方式为

   A. 经皮肤　　　　　　　　　B. 经口　　　　　　　　　C. 经媒介昆虫

   D. 接触　　　　　　　　　　E. 经胎盘

7. 阿米巴肝脓肿患者体内原虫的发展过程是

   A. 肠腔型滋养体→组织型滋养体→肠腔型滋养体

   B. 包囊→肠腔型滋养体→包囊

   C. 肠腔型滋养体→包囊→肠腔型滋养体

   D. 肠腔型滋养体→组织型滋养体→肠腔型滋养体→包囊

   E. 包囊→肠腔型滋养体→组织型滋养体

8. 溶组织内阿米巴的组织型滋养体不能

   A. 转化为肠腔型滋养体　　　　　B. 排出体外

   C. 随血流到肝、肺等组织大量繁殖　　D. 吞噬红细胞

   E. 随血流到肝、肺等组织形成包囊

9. 溶组织内阿米巴的致病阶段是

   A. 肠腔型滋养体　　　　　　　B. 组织型滋养体

   C. 肠腔型滋养体和组织型滋养体　　D. 包囊

   E. 以上各期

10. 溶组织内阿米巴能否致病与下列因素有关

    A. 肠道内环境　　　　　　　B. 虫株的毒力　　　　　　C. 细菌的协同作用

    D. 宿主的免疫功能状态　　　E. 上述所有因素

11. 急性阿米巴痢疾的典型病理变化是

    A. 肠壁上的烧瓶样溃疡

    B. 阿米巴肉芽肿

    C. 虫体在细胞内增殖导致细胞被破坏

    D. 弥漫性炎症反应

    E. 抗原抗体复合物所致的变态反应

12. 溶组织内阿米巴侵入肠壁而致病的机制为

    A. 酶的溶组织作用　　　　　　B. 伪足运动的机械性破坏

    C. 对靶细胞的接触黏附、酶的溶解、伪足运动的机械破坏和对组织的吞噬降解

    D. 变态反应　　　　　　　　　E. 随血液循环的播散作用

13. 常见的肠外阿米巴病为阿米巴肝脓肿，其次为

　　A. 阿米巴肿　　　　　　B. 阿米巴肺脓肿　　　　　　C. 阿米巴脑脓肿

　　D. 皮肤型阿米巴病　　　E. 原发性阿米巴脑膜脑炎

14. 经口感染的阿米巴有

　　A. 溶组织内阿米巴和棘阿米巴　　　　　B. 布氏嗜碘阿米巴和耐格里属阿米巴

　　C. 溶组织内阿米巴和结肠内阿米巴　　　D. 棘阿米巴和巴拉姆希阿米巴

　　E. 齿龈内阿米巴和耐格里属阿米巴

15. 引起肉芽肿性阿米巴脑炎的病原体是

　　A. 耐格里属阿米巴和巴拉姆希阿米巴　　B. 棘阿米巴和巴拉姆希阿米巴

　　C. 溶组织内阿米巴和耐格里属阿米巴　　D. 哈氏内阿米巴和棘阿米巴

　　E. 结肠内阿米巴和耐格里属阿米巴

16. 溶组织内阿米巴包囊一般可见于

　　A. 成形粪便　　　　　　B. 黏液脓血便　　　　　　C. 肝穿刺液

　　D. 水样便　　　　　　　E. 肺脓肿穿刺液

17. 阿米巴病的防治措施是

　　A. 注意个人卫生及饮食卫生　　　　B. 加强粪便管理及保护水源

　　C. 治疗患者和带囊者　　　　　　　D. 消灭苍蝇、蟑螂等传播媒介

　　E. 所有上述各项

18. 确诊阿米巴痢疾的主要依据是

　　A. 粪便中查到滋养体　　　　　　　B. 粪便中查到包囊和滋养体

　　C. 黏液血便中查到白细胞　　　　　D. 粪便中查到吞噬有红细胞的滋养体

　　E. 粪便中查到包囊

19. 急性阿米巴痢疾最常用的实验诊断方法是

　　A. 生理盐水直接涂片法　　　　　　B. 饱和盐水浮聚法

　　C. IHA 查抗原　　　　　　　　　　D. ELISA 查抗体

　　E. 碘液染色法

20. 粪便污染食物不会致人感染

　　A. 微小内蜒阿米巴　　　B. 结肠内阿米巴　　　　C. 溶组织内阿米巴

　　D. 布氏嗜碘阿米巴　　　E. 福氏耐格里阿米巴

21. 可通过机械携带传播阿米巴病的医学昆虫是

　　A. 苍蝇　　　　　　　　B. 中华按蚊　　　　　　C. 淡色库蚊

　　D. 微小按蚊　　　　　　E. 白蛉

22. 溶组织内阿米巴大滋养体与结肠内阿米巴滋养体的主要鉴别点是

   A. 胞质内有无吞噬的细菌　　　　　B. 胞质内有无吞噬的红细胞

   C. 胞质内细胞核的多少　　　　　　D. 胞质内糖原泡的大小

   E. 胞质内拟染色体的形状

23. 治疗阿米巴痢疾和阿米巴肝脓肿的首选药物是

   A. 二氯散糠酸酯　　　B. 甲苯达唑　　　C. 甲硝唑（灭滴灵）

   D. 氯喹　　　　　　　E. 乙胺嘧啶

24. 只能用作溶组织内阿米巴感染辅助诊断的方法是

   A. 生理盐水涂片法　　B. 碘液涂片法　　C. 乙状结肠镜检法

   D. 肝脓肿穿刺液检查　E. ELISA 查抗阿米巴抗体

25. 对人致病力较强的两种阿米巴原虫是

   A. 结肠内阿米巴和溶组织内阿米巴

   B. 微小内蜒阿米巴和溶组织内阿米巴

   C. 布氏嗜碘阿米巴和溶组织内阿米巴

   D. 溶组织内阿米巴和福氏耐格里阿米巴

   E. 结肠内阿米巴和福氏耐格里阿米巴

三、名词解释

1. 隐性感染
2. 世代交替
3. 肠外阿米巴病

四、问答题

1. 医学原虫的生活史类型有哪几种？请举例说明。
2. 简述急性阿米巴痢疾的致病机制及典型病变特点。
3. 诊断急性阿米巴痢疾的病原学方法有哪些？简述其注意事项。
4. 通常认为人体感染溶组织内阿米巴后大多数人呈无症状的带囊状态，其原因有哪些？

五、病例分析

1. 患者，女，22 岁。西藏人。

发热、黄疸、肝区疼痛伴肿块，入院治疗。患者几年前常有痢疾史。近年来伴发热、咳嗽。X 线胸透见右肋夹角模糊，当地医院诊断为肺结核。治疗半年余，症状未见改善。近两月来，经常发热、乏力、消瘦、黄疸进行性加重，右上腹出现压痛，经查诊有较大的占位性病变，遂诊断为肝癌，转院诊治。患者长期居住西藏拉萨地区，平素喜食生的牛羊肉类。两年前曾去往中印边界亲戚家做客，当地有喝生水的习惯。

体检：消瘦，皮肤黄染，体温 38.7℃，脉搏 90/min；右上腹有明显压痛，肝肋下

2指可触及；腹部B超见肝区中部有一3cm×4cm×2.5cm的囊肿性灶，可见液平，诊断为肝脓肿。粪检查见某寄生虫某阶段。经两个疗程的抗虫治疗，病情日见好转，症状逐渐消退，肝脓腔消失，黄疸消退，食欲增加，痊愈后返回西藏。

（1）根据上述病史初步拟诊为何种寄生虫感染？

（2）患者为何会误诊为肺结核？

（3）哪些理由支持该虫性肝脓肿的诊断？依据是什么？

（4）对此病的首选药物是什么？除此以外，还应用些什么药物？

第二节　鞭毛虫纲

学习指导

一、学习内容

1. **掌握**　阴道毛滴虫、蓝氏贾第鞭毛虫的形态和生活史。

2. **熟悉**　阴道毛滴虫、蓝氏贾第鞭毛虫的致病性和实验诊断方法。

3. **了解**　阴道毛滴虫、蓝氏贾第鞭毛虫的流行和防治原则，杜氏利什曼原虫的致病性与流行特点。

二、重点和难点

1. **重点**　阴道毛滴虫、蓝氏贾第鞭毛虫的形态和致病机制。

2. **难点**　杜氏利什曼原虫的致病性与流行特点。

习　题

一、填空题

1. 鞭毛虫的生殖方式通常为_____。

2. 引起内脏利什曼病的原虫是_____，引起皮肤和/或黏膜病变的利什曼原虫是_____，_____，_____，_____，_____，_____。

3. 杜氏利什曼原虫生活史中有_____和_____两个时期。

4. 杜氏利什曼原虫的感染阶段是_____。

5. 杜氏利什曼原虫的前鞭毛体呈_____形，染色后可观察到紫红色圆形_____和杆状_____。

6. 杜氏利什曼原虫前鞭毛体的运动细胞器是_____。

7. 黑热病的潜伏期常为_____。

8. 我国黑热病的特殊临床表现有_____黑热病和_____黑热病。

9. 皮肤型黑热病可采用_____诊断。

10. 黑热病的主要传染源是_____和_____。

11. 根据传染源的不同，黑热病的流行可分为_____、_____和_____三种不同的类型。

12. 黑热病在我国流行与_____的地理分布是一致的。

13. 治疗黑热病的特效药是_____，少数抗锑剂患者可用_____治疗。

14. 蓝氏贾第鞭毛虫的包囊呈_____形，未成熟包囊有_____个核，成熟包囊有_____个核。

15. 蓝氏贾第鞭毛虫滋养体呈_____形，有_____对鞭毛，附着器官为_____。

16. 蓝氏贾第鞭毛虫寄生在胆管系统，可能引起_____或_____。

17. 贾第虫病在旅游者中多见，故又称_____。

18. 用直接涂片法可检查出贾第虫病患者稀便内的_____。

19. 贾第虫病的传染源为粪便排有_____的慢性患者和带虫者。

20. 由于蓝氏贾第鞭毛虫包囊的排出有_____的特点，故需连续检查_____次以上，可提高检出率。

21. 阴道毛滴虫的致病阶段为_____。

22. 许多妇女阴道内虽有阴道毛滴虫寄生，但无临床症状，称为_____。

23. 滴虫性阴道炎患者白带增多，典型呈_____状。

24. 人毛滴虫生活史只有_____时期。

25. 人毛滴虫的运动细胞器为_____和_____。

26. 人毛滴虫感染阶段为_____，主要经_____感染人体。

27. 人毛滴虫为_____致病，一般情况下_____，但当感染数量多或机体抵抗力降低时，则出现_____等症状。

28. 口腔毛滴虫的生活史中只有_____时期，对外界的抵抗力_____。

29. 可引起肠道病变的鞭毛虫有_____、_____。

二、单选题

1. 杜氏利什曼原虫的无鞭毛体寄生于

　　A. 人的红细胞内　　　　B. 人的单核巨噬细胞内　　　C. 人的有核细胞内

　　D. 人的肠道　　　　　　E. 人的胆管

2. 杜氏利什曼原虫的感染方式是
    A. 直接接触　　　　B. 间接接触　　　　C. 经媒介昆虫叮咬
    D. 经皮肤　　　　　E. 经空气传播

3. 杜氏利什曼原虫的传播媒介是
    A. 白蛉　　　　　　B. 蝇　　　　　　　C. 蟑螂
    D. 按蚊　　　　　　E. 库蚊

4. 杜氏利什曼原虫的致病阶段为
    A. 滋养体　　　　　B. 包囊　　　　　　C. 假包囊
    D. 无鞭毛体　　　　E. 前鞭毛体

5. 杜氏利什曼原虫前鞭毛体可在
    A. 人的红细胞内进行二分裂增殖
    B. 人的红细胞内进行多分裂增殖
    C. 按蚊的消化道内进行多分裂增殖
    D. 白蛉的消化道内进行多分裂增殖
    E. 白蛉的消化道内进行二分裂增殖

6. 引起肝、脾大的寄生原虫有
    A. 人毛滴虫　　　　B. 杜氏利什曼原虫　　C. 硕大利什曼原虫
    D. 蓝氏贾第鞭毛虫　E. 热带利什曼原虫

7. 以下哪些症状或体征不是黑热病的主要临床表现
    A. 鼻出血　　　　　B. 发热　　　　　　C. 腹痛
    D. 淋巴结肿大　　　E. 肝大

8. 黑热病患者的外周血中
    A. 红细胞、白细胞、血小板都减少　　B. 仅有血红蛋白减少
    C. 仅有红细胞减少　　　　　　　　　D. 仅有血小板减少
    E. 仅有红细胞和血小板减少

9. 引起白蛋白和球蛋白比例倒置的利什曼原虫有
    A. 热带利什曼原虫　B. 杜氏利什曼原虫　C. 墨西哥利什曼原虫
    D. 秘鲁利什曼原虫　E. 巴西利什曼原虫

10. 黑热病患者死亡的主要原因是
    A. 骨髓造血功能下降　　　　　B. 脾功能亢进导致贫血
    C. 血小板减少导致出血　　　　D. 由于白细胞减少并发感染
    E. 免疫复合物引起的变态反应

11. 黑热病患者
    A. 不治疗转为慢性患者   B. 不治疗转为带虫者
    C. 治愈后可产生终生免疫   D. 治愈后可产生伴随免疫
    E. 治愈后免疫力很快消失

12. 黑热病患者最常用的病原学诊断方法为
    A. 骨髓穿刺   B. 间接血凝试验   C. 酶联免疫吸附试验
    D. 皮肤活组织检查   E. 动物接种法

13. 利什曼素试验主要用于
    A. 诊断黑热病   B. 检测黑热病患者体内的抗体水平
    C. 进行黑热病的流行病学调查   D. 判断黑热病患者病情轻重
    E. 判断有无复发

14. 杜氏利什曼原虫的重要保虫宿主是
    A. 猫   B. 犬   C. 猪
    D. 牛   E. 羊

15. 在我国，黑热病主要流行于
    A. 东北地区   B. 沿海地区   C. 长江流域
    D. 长江以南地区   E. 长江以北地区

16. 以下哪种寄生原虫为人畜共患寄生虫
    A. 口腔毛滴虫   B. 人毛滴虫   C. 阴道毛滴虫
    D. 杜氏利什曼原虫   E. 蓝氏贾第鞭毛虫

17. 输血可能感染的原虫为
    A. 杜氏利什曼原虫   B. 阴道毛滴虫   C. 人毛滴虫
    D. 蓝氏贾第鞭毛虫   E. 溶组织内阿米巴

18. 黑热病的防治措施中，最重要的环节是
    A. 加强卫生宣传教育   B. 防蚊灭蚊   C. 消灭白蛉
    D. 注意饮食卫生   E. 加强粪便管理，保护水源

19. 淋巴结穿刺物涂片染色、镜检可查出
    A. 人毛滴虫滋养体   B. 阴道毛滴虫滋养体
    C. 蓝氏贾第鞭毛虫滋养体   D. 杜氏利什曼原虫无鞭毛体
    E. 溶组织内阿米巴滋养体

20. 蓝氏贾第鞭毛虫的主要寄生部位是
    A. 泌尿系统   B. 淋巴系统   C. 回盲部
    D. 十二指肠   E. 结肠

21. 蓝氏贾第鞭毛虫的感染阶段为

　　A. 滋养体　　　　　　　　B. 卵囊　　　　　　　　C. 四核包囊

　　D. 二核包囊　　　　　　　E. 滋养体和包囊

22. 蓝氏贾第鞭毛虫的感染方式为

　　A. 接触　　　　　　　　　B. 经皮肤　　　　　　　C. 经媒介昆虫

　　D. 经胎盘　　　　　　　　E. 经口

23. 蓝氏贾第鞭毛虫的致病阶段为

　　A. 滋养体　　　　　　　　B. 包囊　　　　　　　　C. 无鞭毛体

　　D. 前鞭毛体　　　　　　　E. 滋养体和包囊

24. 十二指肠引流可检查如下寄生原虫

　　A. 杜氏利什曼原虫　　　　B. 阴道毛滴虫　　　　　C. 溶组织内阿米巴

　　D. 蓝氏贾第鞭毛虫　　　　E. 人毛滴虫

25. 贾第虫病的病原学检查方法是

　　A. 生理盐水涂片法查滋养体　　　　B. 生理盐水涂片法查包囊

　　C. 碘液涂片法查滋养体　　　　　　D. 薄血膜涂片法查滋养体

　　E. 厚血膜涂片法查滋养体

26. 蓝氏贾第鞭毛虫感染和发病与下列因素有关，除外

　　A. 宿主机体的免疫力下降　　　　　B. 宿主胃肠道功能紊乱

　　C. 宿主的胃酸缺乏　　　　　　　　D. 虫株的毒力

　　E. 宿主的性别

27. 引起肠道损伤的原虫是

　　A. 硕大利什曼原虫　　　　B. 杜氏利什曼原虫　　　C. 热带利什曼原虫

　　D. 蓝氏贾第鞭毛虫　　　　E. 口腔毛滴虫

28. 蝇可传播的寄生虫为

　　A. 蓝氏贾第鞭毛虫　　　　B. 杜氏利什曼原虫　　　C. 热带利什曼原虫

　　D. 棘阿米巴　　　　　　　E. 口腔毛滴虫

29. 粪便污染水源可能引起如下寄生虫病流行

　　A. 阴道毛滴虫　　　　　　B. 杜氏利什曼原虫　　　C. 口腔毛滴虫

　　D. 齿龈内阿米巴　　　　　E. 蓝氏贾第鞭毛虫

30. 下列哪项与贾第虫病的防治无关

　　A. 加强粪便管理　　　　　B. 注意饮食卫生　　　　C. 保护水源，防止污染

　　D. 消灭白蛉等传播媒介　　E. 治疗患者和带囊者

31. 生活史中只有滋养体期的原虫是

    A. 结肠内阿米巴   B. 蓝氏贾第鞭毛虫   C. 杜氏利什曼原虫

    D. 阴道毛滴虫   E. 溶组织内阿米巴

32. 阴道毛滴虫的感染阶段是

    A. 前鞭毛体   B. 滋养体   C. 包囊

    D. 假包囊   E. 成熟包囊

33. 阴道毛滴虫常见的寄生部位是

    A. 女性的阴道和男性的尿道   B. 人体的血液系统

    C. 人体的消化道   D. 人体的胆管

    E. 人体的呼吸系统

34. 阴道毛滴虫的感染方式为

    A. 经皮肤   B. 经接触   C. 经口

    D. 经昆虫媒介   E. 经胎盘

35. 阴道毛滴虫的繁殖方式为

    A. 二分裂   B. 接合生殖   C. 出芽生殖

    D. 配子生殖   E. 孢子生殖

36. 阴道毛滴虫的病原学检查方法是

    A. 碘液涂片法   B. 骨髓穿刺检查   C. 淋巴结穿刺检查

    D. 薄血膜涂片法   E. 生理盐水涂片法

37. 滴虫性阴道炎的治疗药物主要为

    A. 甲硝唑   B. 吡喹酮   C. 阿苯达唑

    D. 葡萄糖酸锑钠   E. 氯喹

三、名词解释

1. 杜氏利什曼原虫无鞭毛体
2. 旅游者腹泻

四、问答题

1. 简述杜氏利什曼原虫的生活史。
2. 简述黑热病患者贫血的机制。
3. 黑热病的病原学诊断方法有哪些？
4. 阴道毛滴虫的防治原则是什么？

五、病例分析

1. 患者，女，28岁，在宁夏某县林区工作。

自感头痛、发热，服 APC、安乃近无效，20余天后出现乏力、全身不适、畏寒发热，体温 38.5~40.5℃，纳差。在县医院门诊检查：血沉 100mm/h，Hb 35g/L，血压

120/80mmHg，在左上腹可触及一"包块"，拟诊"伤寒"而入院。入院后用链霉素、氯霉素治疗无效，输血 600ml。

住院后体检：体温 39℃，脉搏 105/min，贫血貌，巩膜无黄染，牙龈有少量出血，两侧腋窝及腹股沟淋巴结肿大为黄豆至蚕豆大小，无压痛，肝肋下 2cm，脾肋下 12cm，肺（－），心（－），Hb 45g/L，RBC 180×10^{10}/L；WBC 1.6×10^9/L，血小板 4.6×10^{10}/L，A/G = 5∶9，髂骨穿刺和淋巴结穿刺都检出某寄生虫，诊断为某种寄生虫病。经用葡萄糖酸锑钠 600mg/d 治疗，症状好转，体温降至正常，但半月后复发，改用肌注戊脒 150mg/d，治疗 15d 后痊愈出院。

（1）本病例诊断为什么病？诊断依据是什么？
（2）本病易与哪些寄生虫病相混淆？如何鉴别？
（3）患者接受治疗过程中病情出现反复，可能是什么原因？
（4）患者痊愈出院后还会不会再次感染，为什么？

2. 患者，女，38 岁，浙江宁波人，农民，已婚。

主诉白带增多、腰酸、阴部瘙痒伴有腥臭味。患者自农村来上海做保姆已有 2 年，自觉劳累后腰酸，白带自动流出，色微白有时伴淡黄色带有泡沫样黏液，阴部经常瘙痒，时闻腥臭味。月经尚属正常，但经量较大，经妇科检查，外阴部有红肿，子宫颈四周糜烂Ⅱ度。

白带涂片检查，混悬片查见大量某虫，染色片查见革兰阳性球菌和阴性杆菌、红细胞＋、白细胞（脓细胞）＋＋、上皮细胞＋。遵医嘱经口服药合并外用药一个疗程后，症状获得好转，逐渐消失，但年终回乡探亲返回后不久，症状又复出现，再次用药后得以痊愈。

（1）根据上述病史和检查，诊断为何种疾病？
（2）分析造成该病的可能传染因素。
（3）上述哪些症状和体征属该种寄生虫感染的特点？
（4）患者应如何处理？防治原则是什么？
（5）患者后来为何复发？

第三节　孢子虫纲

学习指导

一、学习内容

1. **掌握**　疟原虫的形态、生活史、致病性和实验诊断方法。

2. **熟悉** 疟原虫的流行和防治原则。

3. **了解** 弓形虫的生活史、致病性，先天性弓形虫病的诊断方法和防治原则，隐孢子虫、卡氏肺孢子虫的形态、生活史、致病性。

二、重点和难点

1. **重点** 疟原虫、弓形虫的致病性、实验诊断及防治原则。

2. **难点** 疟原虫、弓形虫的生活史与致病机制。

习 题

一、填空题

1. 间日疟原虫子孢子在遗传学上有两种类型，即_____和_____。

2. 由子孢子侵入人体到疟疾发作之前所需时间称_____。

3. 疟原虫红内期的裂体增殖过程分4个阶段，即_____、_____、_____和_____。

4. 在我国_____疟原虫分布最广，其次是_____疟原虫，_____疟原虫散在分布，_____疟原虫仅发现几例。

5. 间日疟原虫完成一次红内期裂体增殖周期所需的时间为_____小时。

6. 疟疾的一次典型发作过程为_____、_____和_____三个连续阶段。

7. 疟疾患者临床表现的三大基本症状为_____、_____和_____。

8. 疟原虫在人体内的发育过程分为_____、_____和_____。

9. 凶险型疟疾多见于_____疟原虫感染，_____疟原虫患者偶见。

10. 由于疟原虫抗原变异、抗疟治疗不彻底或人体特异性免疫力下降，使残存在红细胞内的疟原虫大量繁殖而引起的疟疾发作称为_____。

11. 疟疾的防治原则是_____、_____和_____。

12. 氯喹及哌喹主要杀灭疟原虫的_____；乙胺嘧啶可杀灭疟原虫的_____，用作预防。

13. 寄生于人体的疟原虫有_____、_____、_____和_____。

14. 疟原虫诱导的宿主免疫反应有_____、_____和_____特异性。

15. _____疟原虫和_____疟原虫只有再燃，无复发。

16. 温度低于15℃，疟原虫不能在蚊体内发育，停止疟疾的传播称_____。

17. 弓形虫病的临床表现分为_____和_____。

18. _____是获得性弓形虫病最常见的临床症状。

19. 刚地弓形虫感染人体后，一般为_____感染，但在免疫力低下时，可出现_____。

20. 刚地弓形虫滋养体是在中间宿主的有核细胞内生长、发育和繁殖的单个虫体，假包囊内的滋养体称_____，包囊内滋养体称_____。

21. 妊娠期感染刚地弓形虫有可能导致流产、死胎或畸形，这是孕妇体内虫体经_____传给胎儿所致。

22. 隐孢子虫生活史中_____、_____和_____三个生殖阶段均在同一宿主的_____细胞表面完成。

23. 隐孢子虫的传染源是_____、_____和_____。

24. 隐孢子虫病的主要临床症状是_____。

25. 卡氏肺孢子虫病的临床表现有两种类型，即_____和_____。

26. 卡氏肺孢子虫通常是因免疫力低下引起的，故临床上需慎用_____。

27. 卡氏肺孢子虫病以检查痰液或气管分泌物有无_____作为确诊依据。

28. 发生在早产儿及营养不良的虚弱婴儿的卡氏肺孢子虫病为_____肺炎。

二、单选题

1. 疟原虫的主要传播途径是
   A. 子孢子直接钻入皮肤　　　　B. 雌性按蚊叮咬时，子孢子随唾液一起注入人体
   C. 配子体经输血感染　　　　　D. 雌性按蚊叮咬时，子孢子主动钻入皮肤
   E. 雌性按蚊叮咬时，配子体进入人体

2. 引起疟疾复发的虫体时期是
   A. 速发型子孢子　　　　B. 迟发型子孢子　　　　C. 红内期无性生殖时期
   D. 红外期裂殖子　　　　E. 雌雄配子体

3. 疟疾患者的病原学诊断方法是什么
   A. 活组织检查　　　　　B. 骨髓穿刺　　　　　C. 粪便检查
   D. 厚、薄血涂片　　　　E. 痰液检查

4. 寄生在一个红细胞内的疟原虫，哪种最常见多个环状体
   A. 卵形疟原虫　　　　　B. 三日疟原虫　　　　C. 间日疟原虫
   D. 恶性疟原虫　　　　　E. 三日疟原虫和恶性疟原虫

5. 下列哪种物质不是疟疾发作的致病因素
   A. 红细胞碎片　　　　　B. 裂殖子　　　　　　C. 疟色素
   D. 变性血红蛋白　　　　E. 疟原虫代谢产物

6. 间日疟患者外周血涂片可查见
   A. 环状体、滋养体、裂殖体、配子体

B. 滋养体、配子体、合子、裂殖子

C. 环状体、裂殖体、雌配子、雄配子

D. 裂殖体、配子体、动合子、子孢子

E. 环状体、配子体

7. 由于输血不当，疟原虫被输入健康人体内，其结果是

A. 疟原虫在肝细胞内休眠　　　　　B. 疟原虫进入肝细胞迅速发育

C. 可能呈带虫状态或疟疾发作　　　D. 可能感染疟原虫，仅呈带虫状态

E. 不会造成疟原虫感染

8. 疟原虫的传染源是

A. 外周血中有配子体的患者和带虫者　　B. 疟疾患者

C. 带虫者　　　　　　　　　　　　　　D. 感染的鸟类

E. 感染的哺乳动物

9. 疟疾的流行

A. 无地区性　　　　B. 无季节性　　　　C. 仅有地区性

D. 仅有季节性　　　E. 既有地区性，又有季节性

10. 间日疟原虫的生活史是

A. 蚊唾腺 – 蚊胃 – 人肝细胞 – 人红细胞 – 蚊唾腺

B. 人肝细胞 – 蚊胃 – 蚊唾腺 – 人红细胞 – 蚊唾腺

C. 人红细胞 – 人肝细胞 – 蚊唾腺 – 蚊胃 – 蚊唾腺

D. 蚊唾腺 – 人肝细胞 – 人红细胞 – 蚊胃 – 蚊唾腺

E. 人肝细胞 – 人红细胞 – 蚊唾腺 – 蚊胃 – 蚊唾腺

11. 恶性疟患者外周血涂片可查见

A. 环状体、滋养体、裂殖体、配子体

B. 环状体、配子体

C. 环状体、滋养体、配子体、卵囊

D. 滋养体、配子体、卵囊、动合子

E. 环状体、滋养体、配子体、子孢子

12. 恶性疟原虫完成一次红内期裂体增殖周期所需的时间为

A. 48 小时　　　　　B. 36~48 小时　　　　C. 72 小时

D. 24~36 小时　　　E. 24 小时

13. 既可引起再燃，又可引起复发的疟原虫有

A. 卵形疟原虫、三日疟原虫　　　　B. 三日疟原虫、恶性疟原虫

C. 卵形疟原虫、恶性疟原虫　　　　D. 间日疟原虫、卵形疟原虫

E. 间日疟原虫、恶性疟原虫

14. 脑形疟在下列哪种疟原虫中最多见
    A. 间日疟原虫　　　　B. 恶性疟原虫　　　　C. 三日疟原虫
    D. 卵形疟原虫　　　　E. 三日疟原虫和卵形疟原虫

15. 间日疟患者血涂片经姬氏或瑞氏染色后，下列哪项描述是不正确的
    A. 疟原虫细胞核染成红色或紫色　　　B. 疟原虫细胞质染成蓝色
    C. 红细胞胞质内疟色素染成棕褐色　　D. 受染红细胞颜色变浅
    E. 受染红细胞肿大并出现浅红色小点

16. 传播疟疾的媒介昆虫是
    A. 所有蚊种　　　　B. 雌库蚊　　　　C. 雌按蚊
    D. 雌雄按蚊　　　　E. 雌伊蚊

17. 疟原虫对人体的主要致病阶段是
    A. 红内期　　　　B. 配子体　　　　C. 子孢子
    D. 红外期　　　　E. 卵囊

18. 寄生在人体的疟原虫，哪种配子体呈新月形
    A. 间日疟原虫　　　　B. 恶性疟原虫　　　　C. 三日疟原虫
    D. 卵形疟原虫　　　　E. 上述四种疟原虫

19. 疟原虫的潜伏期包括
    A. 红内期发育和配子体形成所需要的时间
    B. 子孢子侵入肝细胞，在肝细胞的发育和数代红内裂体增殖所需的时间
    C. 子孢子侵入肝细胞和迟发型子孢子在红内的发育所需的时间
    D. 子孢子侵入肝细胞和速发型子孢子在红内的发育所需的时间
    E. 子孢子侵入肝细胞和配子体形成所需的时间

20. 疟色素的产生来自
    A. 红细胞膜　　　　B. 疟原虫的细胞核　　　　C. 疟原虫的细胞质
    D. 红细胞中的血红蛋白　　E. 患者血清

21. 疟原虫的感染阶段是
    A. 子孢子　　　　B. 裂殖子　　　　C. 裂殖体
    D. 环状体　　　　E. 雌雄配子体

22. 疟原虫的下列哪个时期能在蚊体内继续发育
    A. 裂殖子　　　　B. 裂殖体　　　　C. 环状体
    D. 滋养体　　　　E. 雌雄配子体

23. 经输血可感染下列哪种寄生虫
    A. 溶组织内阿米巴　　B. 阴道毛滴虫　　C. 蓝氏贾第鞭毛虫
    D. 卡氏肺孢子虫　　E. 疟原虫

24. 疟疾患者可产生下列哪种免疫
    A. 带虫免疫　　B. 伴随免疫　　C. 终身免疫
    D. 先天性免疫　　E. 消除性免疫

25. 疟性肾病多见于
    A. 间日疟患者长期未愈者　　B. 恶性疟患者长期未愈者
    C. 三日疟患者长期未愈者　　D. 卵形疟患者长期未愈者
    E. 疟原虫患者长期未愈者

26. 疟原虫寄生在人体的部位是
    A. 红细胞和肝细胞　　B. 有核细胞　　C. 白细胞
    D. 淋巴细胞　　E. 脾细胞

27. 下列哪种疟原虫寄生的红细胞中常见薛氏小点
    A. 间日疟原虫　　B. 恶性疟原虫　　C. 三日疟原虫
    D. 恶性疟原虫和卵形疟原虫　　E. 间日疟原虫和恶性疟原虫

28. 姬氏或瑞氏染色时，疟原虫中蓝染部分叫
    A. 细胞核　　B. 细胞质　　C. 疟色素
    D. 红细胞　　E. 血红蛋白

29. 除了疟原虫直接破坏红细胞造成疟疾患者贫血外，还有其他的贫血原因如
    A. 脾功能亢进　　B. 骨髓造血功能亢进　　C. 血小板减少
    D. 肾脏病变　　E. 红外期疟原虫破坏肝细胞

30. 刚地弓形虫的传播方式是
    A. 只能在中间宿主之间传播　　B. 只能在终宿主之间传播
    C. 只能由终宿主传播给中间宿主　　D. 只能由中间宿主传播给终宿主
    E. 既能在终宿主与中间宿主之间传播，也能在中间宿主之间传播

31. 刚地弓形虫滋养体可寄生在人体的下列细胞内，但除外
    A. 红细胞　　B. 巨噬细胞　　C. 肝细胞
    D. 脑细胞　　E. 单核细胞

32. 刚地弓形虫的主要致病阶段是
    A. 速殖子　　B. 配子体　　C. 缓殖子
    D. 子孢子　　E. 卵囊

33. 刚地弓形虫寄生在人体的阶段有
    A. 仅有包囊　　　　　B. 仅有滋养体　　　　　C. 仅有假包囊
    D. 假包囊、包囊　　　E. 假包囊、包囊、滋养体

34. 免疫功能正常的宿主感染弓形虫后，无临床症状，宿主呈现
    A. 隐性感染　　　　　B. 急性感染　　　　　　C. 亚急性感染
    D. 慢性感染　　　　　E. 全身播散

35. 刚地弓形虫的实验诊断方法是
    A. 主要以查血液中包囊为主
    B. 主要以动物接种试验为主
    C. 主要以体外培养试验为主
    D. 病原学检查成功率低，所以多采用免疫学诊断方法
    E. 以上都不是

36. 刚地弓形虫可寄生的宿主是
    A. 爬行类　　　　　　B. 哺乳动物　　　　　　C. 鸟类
    D. 鱼类　　　　　　　E. 以上都是

37. 刚地弓形虫的侵入途径是
    A. 仅经胎盘　　　　　B. 主要经口　　　　　　C. 仅经输血
    D. 经媒介昆虫叮咬　　E. 直接经正常皮肤侵入

38. 刚地弓形虫的感染阶段是
    A. 包囊　　　　　　　B. 假包囊　　　　　　　C. 滋养体
    D. 卵囊　　　　　　　E. 以上都是

39. 刚地弓形虫的终宿主是
    A. 猫科动物　　　　　B. 人类　　　　　　　　C. 食草动物
    D. 鸟类　　　　　　　E. 爬行类

40. 当宿主免疫力下降时，感染隐孢子虫可呈现
    A. 仅为隐性感染　　　　　　B. 出现症状，引起隐孢子虫病
    C. 抑制隐孢子虫发育　　　　D. 无临床症状
    E. 杀灭隐孢子虫

41. 隐孢子虫的感染阶段和传播途径是
    A. 卵囊、经口感染　　　　　B. 卵囊、接触感染
    C. 滋养体、经胎盘感染　　　D. 裂殖体、空气传播
    E. 卵囊、经媒介昆虫叮咬

42. 隐孢子虫寄生在人体的主要部位是

　　A. 肝　　　　　　　B. 肺　　　　　　　C. 肠腔

　　D. 小肠上皮细胞　　E. 腹腔

43. 隐孢子虫感染主要为

　　A. 急性感染　　　　B. 慢性感染　　　　C. 隐性感染

　　D. 亚急性感染　　　E. 全身播散

44. 隐孢子虫病原学检查方法是

　　A. 粪便中查卵囊　　B. 粪便中查滋养体　C. 粪便中查合子

　　D. 粪便中查配子体　E. 粪便中查裂殖体

45. 卡氏肺孢子虫肺炎主要发生在

　　A. 青少年　　　　　B. 婴幼儿　　　　　C. 有外伤史

　　D. 健康成年人　　　E. 免疫功能缺陷或低下者

46. 卡氏肺孢子虫的传播途径和感染阶段是

　　A. 经空气传播、卵囊　　　　B. 经口、包囊

　　C. 经口、滋养体　　　　　　D. 经胎盘传播、滋养体

　　E. 经空气传播、包囊

47. 卡氏肺孢子虫的寄生部位是

　　A. 肾　　　　　　　B. 肝　　　　　　　C. 脑

　　D. 肺　　　　　　　E. 小肠

三、名词解释

1. 疟原虫红外期

2. 疟原虫红内期

3. 再燃

4. 复发

5. 带虫免疫

6. 刚地弓形虫速殖子

7. 刚地弓形虫包囊

四、问答题

1. 简述疟疾发作的机制。

2. 简述疟原虫引起贫血的原因。

3. 简述疟原虫引起脾大的原因。

4. 结合疟原虫生活史，解释疟疾的潜伏期。

5. 如何用病原学方法诊断疟疾患者？

6. 简述厚、薄血涂片诊断疟疾的优缺点。

7. 免疫功能缺陷或低下者主要可引起哪些寄生虫病？严重程度如何？病原学诊断方法各是什么？

8. 刚地弓形虫感染普遍的原因有哪些？

9. 为什么刚地弓形虫感染多为隐性感染？隐性感染转为急性弓形虫病的条件有哪些？

五、病例分析

1. 患者，男，19 岁。广东省农民。

主诉双眼视力下降 3 周，剧烈头痛伴咳嗽、胸痛 5 天，到某市医院初诊。与猫密切接触史。门诊检查：双眼视力均为 0.08，眼底检查见双眼后极部视网膜水肿，黄斑部有新鲜渗出灶，中心凹陷，有视网膜坏死，右眼渗出灶下方可见出血，拟诊为中心性渗出性视网膜炎而收治进院。

进院检查：WBC 19×10^9/L，N 0.80，E 0.02，L 0.15，M 0.03。血清某虫抗体检查：IHA（+），滴度 1：1280，IFA 中 IgG（+）1：50，IgM（+）1：10，脑脊液检查：清，无色，潘氏试验（-），蛋白质 0.02g/L；脑脊液离心取沉淀涂片镜检见虫体，虫体密度 1200/mm³。

1 周后内科及脑外科专家会诊：体温 39.8℃，腋窝及腹股沟浅表淋巴结肿大如蚕豆大小，左上肢出现痉挛性屈曲，双下肢伸肌强直，并伴有精神症状，颈部强直，角弓反张，呼吸急促。脑电图示高度弥漫性异常，说明脑组织广泛受累。肺部 X 线透视显示双肺云雾状弥散性阴影，有胸腔积液界面，抽取胸腔积液检查见弓形虫，结核菌素试验（-）。经用乙胺嘧啶 25mg/d，磺胺嘧啶 4g/d，地塞米松 5mg/d 加 5% 葡萄糖液中静滴，以及其他辅助抢救治疗，3d 后终因呼吸衰竭死亡。

（1）该病例诊断为什么病？

（2）患者死亡的原因是什么？

（3）该虫如何引起上述病？

2. 患者，男，23 岁，海南省农民。

10 月上旬天天发冷、发热，伴头痛、全身酸痛，当地卫生院诊断为感冒，给予速效伤风胶囊、银翘解毒片、肌注青霉素等，治疗 3d 无效，转院治疗。

体检：体温 39.5℃，贫血貌，RBC 210×10^{10}/L，脾肋下 3cm，血涂片镜检红细胞内某寄生虫的几个时期，杀虫治疗后症状很快消失，患者自我感觉良好，治疗 3d 后要求出院。

11 月下旬，患者又出现上述症状，并有恶心、呕吐、剧烈头痛，连续 6d 后，因昏厥、神志不清、抽搐入院抢救。

进院检查：体温 40℃，贫血貌，瞳孔对光反射迟钝，颈强直，RBC 150×10^{10}/L，

WBC 3.6×10^9/L，血涂片查到红细胞内有某寄生虫。

经抗虫治疗及抢救 2d 无效后死亡。

问：（1）诊断为什么病？

（2）患者 11 月下旬发病是否与其 10 月上旬的疾病有关联？

（3）患者天天发冷、发热是什么原因引起的？

（4）患者死亡原因是什么？从患者死亡原因中应该吸取什么教训？

第四章 医学节肢动物

第一节 概 述

学习指导

一、学习内容

了解 医学节肢动物的概念、形态特征、分类、发育类型及对人类的危害。

二、重点和难点

1. 重点 医学节肢动物对人类的危害。
2. 难点 虫媒病的判断依据。

习 题

一、填空题

1. 医学节肢动物的主要形态特征是_____、_____、_____、_____。
2. 医学节肢动物主要包括_____、_____、_____、_____和_____五个纲。
3. 医学节肢动物对人类的危害分为_____和_____。
4. 医学节肢动物对人类最重要的危害是_____，特别是_____。
5. 医学节肢动物对人的直接危害包括_____、_____、_____、_____和_____。
6. 医学节肢动物传播疾病的方式有_____和_____。
7. 病原体在病媒节肢动物体内发育繁殖的类型有_____、_____、_____和_____。
8. 对节肢动物生态的深入研究，是为了掌握其_____，找出对其_____的不利因素，针对薄弱环节，制订切实可行的防治措施。
9. 判定病媒节肢动物的依据需_____、_____、_____和_____。
10. 对医学节肢动物的防治应采取_____，其中治本的措施是_____防治，首先考虑的应急措施是_____。

11. 拟除虫菊酯杀虫剂具有_____、_____、击倒快、降解快、对_____等优点。

二、单选题

1. 与医学关系密切的节肢动物属于

    A. 昆虫纲与甲壳纲　　B. 甲壳纲与蛛形纲　　C. 蛛形纲与昆虫纲
    D. 唇足纲与昆虫纲　　E. 唇足纲与倍足纲

2. 昆虫纲的主要形态特征是

    A. 虫体长管形，由头及若干形状相似的体节组成。头部有触角1对，体节除前3节外，每节有足2对
    B. 虫体分头、胸、腹三部，有触角1对，足3对，有翅或无翅
    C. 虫体分头胸部及腹部，或头胸腹融合为一体，有足4对，无触角，无翅
    D. 虫体分头胸部和腹部，有触角2对，步足5对，多数种类水生
    E. 虫体窄长，背腹扁，由头及若干形状相似的体节组成。头部有触角1对。体节除后2节外，每节有足1对。第1对足变形为毒爪

3. 蜱螨属于医学节肢动物的

    A. 昆虫纲　　B. 唇足纲　　C. 甲壳纲
    D. 蛛形纲　　E. 倍足纲

4. 溪蟹、蝲蛄属于节肢动物门的

    A. 昆虫纲　　B. 唇足纲　　C. 甲壳纲
    D. 蛛形纲　　E. 倍足纲

5. 下列医学节肢动物不属于昆虫纲的是

    A. 蚤　　B. 虱　　C. 蝇
    D. 恙螨　　E. 白蛉

6. 医学节肢动物对人的危害包括

    A. 吸血骚扰和毒害作用　　B. 毒害作用和致敏作用　　C. 致敏作用和寄生
    D. 寄生和传播疾病　　E. 直接危害和间接危害

7. 蚤传播鼠疫耶氏菌的方式属

    A. 机械性传播　　B. 发育式　　C. 繁殖式
    D. 发育繁殖式　　E. 经卵传递

8. 蚊传播疟疾属

    A. 机械性传播　　B. 发育式　　C. 繁殖式
    D. 发育繁殖式　　E. 经卵传递

9. 丝虫幼虫在蚊体内的发育属
    A. 机械性传播   B. 发育式   C. 繁殖式
    D. 发育繁殖式   E. 经卵传递

10. 蝇传播肠道传染病属
    A. 机械性传播   B. 发育式   C. 繁殖式
    D. 发育繁殖式   E. 经卵传递

11. 可经卵传递病原体的医学节肢动物是
    A. 蚊   B. 蝇   C. 虱
    D. 恙螨   E. 白蛉

12. 在非生物因素中，对节肢动物的影响最显著的是
    A. 温度   B. 湿度   C. 雨量
    D. 光照   E. 土壤

13. 判定某种节肢动物是某地区的病媒节肢动物，必须有
    A. 生物学证据   B. 流行病学证据   C. 自然感染的证据
    D. 实验感染的证据   E. 上述全部证据

14. 防治医学节肢动物应采取
    A. 环境防治   B. 物理和化学防治   C. 生物和遗传防治
    D. 法规防治   E. 综合防治

15. 在医学节肢动物综合防治措施中，治本的措施是
    A. 环境防治   B. 化学防治   C. 物理防治
    D. 生物防治   E. 遗传和法规防治

三、名词解释

1. 医学节肢动物
2. 机械性传播
3. 生物性传播
4. 节肢动物的生态
5. 虫媒病

四、问答题

1. 简述医学节肢动物对人的危害。
2. 简述病原体在病媒节肢动物体内的发育繁殖类型。
3. 简述研究节肢动物生态的意义。
4. 简述病媒节肢动物的判定依据。

5. 简述防治医学节肢动物的原则。

第二节　昆虫纲

学习指导

一、学习内容

了解　主要蚊种、蝇种特征和分布，蚤、虱的形态、生活史、生态习性及与疾病的关系，蚊、蝇、蚤、虱的防治原则，昆虫纲的形态特征。

二、重点和难点

1. 重点　蚊、蝇、蚤、虱的形态特征以及与疾病的关系。
2. 难点　蚊、蝇的形态特征以及与疾病的关系。

习　题

一、填空题

1. 在医学节肢动物昆虫纲中能传播疾病的种类主要有_____、_____、_____、_____、_____、_____。
2. 昆虫纲成虫头部的感觉器官是_____。口器的3种形式是_____、_____和_____。
3. 昆虫纲成虫足有_____对，它由_____、_____、_____、_____、_____组成。
4. 昆虫纲的成虫翅有_____，其排列系统叫_____，是各类昆虫分类的依据。
5. 昆虫发育需要经历_____与_____两个阶段。
6. 半变态的生活史为_____、_____和_____3个时期。
7. 与人类疾病有关的蚊类主要是_____、_____和_____属的蚊种。
8. 蚊的生活史属于_____变态，经历_____、_____和_____的过程变为成虫。
9. 按蚊属成蚊触须与喙的长度_____，停落时虫体与停落面呈_____。
10. 库蚊与伊蚊属雄蚊触须比喙_____，雌蚊则_____，停落时，虫体与停落面_____。

11. 我国偏嗜吸人血的主要蚊种有_____、_____、_____、_____、_____和_____。

12. 传播登革热的主要媒介是_____和_____。

13. 白蛉口器为_____式，口腔内有_____与_____。

14. 白蛉属于_____变态昆虫，有_____、_____、_____、_____4个阶段。

15. 我国主要传病的媒介白蛉是_____、_____、_____和_____。

16. 与人类疾病有关的蝇多为_____、_____、_____及_____的蝇种。

17. 成蝇的口器多为_____，用于取食的部位是_____。蝇爪末端有一对_____，可分泌黏液，携带病原体。

18. 蝇三龄幼虫的后气门由_____、_____、_____组成，是分类的依据。

19. 根据蝇类滋生物的性质，可将蝇滋生地分为_____、_____、_____、_____和_____5种类型。

20. 按照不同蝇种的繁殖盛期所在的季节，可将蝇分为_____、_____、_____和_____4种类型。

21. 我国常见的蝇种是_____、_____、_____、_____、_____和_____。

22. 蝇类的_____可作为传播疾病的媒介，_____则可作为病原体寄生于人体。

23. 蚤是恒温动物的_____寄生虫。生活史属于_____型。

24. 蚤成虫体表有_____、_____、_____等结构，使之有利于在宿主毛发间行动。

25. 蚤成虫胸部分_____节，足分为_____、_____、_____3对，适于跳跃。

26. 雄蚤与雌蚤腹部中具有分类依据的部分分别是_____和_____。

27. 蚤的生活史中营自生生活的阶段是_____、_____，营寄生生活的阶段是_____。

28. 蚤对宿主的选择可分为_____、_____和_____。

29. 蚤成虫吸血习性特点为_____和_____。

30. 寄生于人体的虱有两种，即_____与_____。

31. 虱的口器为_____，常_____头内，吸血时才_____。

32. 虱足的末端是弯曲的_____，当其与_____合拢时可紧握宿主的毛发。
33. 耻阴虱成虫体宽短似_____，3对足中，较粗大的是_____和_____。
34. 虱的生活史发育为_____，可分为_____、_____和_____阶段。
35. 耻阴虱的传播主要通过_____，近年已列为_____。
36. 蜚蠊俗称_____，它可携带多种病原体传播疾病，我国常见的种类是_____和_____。
37. 蜚蠊触角细长呈_____，口器为_____。
38. 蜚蠊具有翅两对，前翅为_____，后翅为_____。雌虫腹部末节分叶状的可夹持卵荚。
39. 蜚蠊为_____性昆虫，喜食_____食物，亦食腐败食物，并常需_____。
40. 蜚蠊传播疾病主要通过_____或_____携带病原体，主要传播疾病的方式是_____。
41. 蜚蠊的_____、_____与_____均可越冬，温度低于_____时进入越冬。

二、单选题

1. 属于昆虫纲的成虫特征为
   A. 成虫有三对足、头胸腹愈合成躯体　　B. 成虫有四对足，无翅
   C. 分为头、胸、腹三部分　　D. 分为头胸部、腹部两部分
   E. 以上特征均不正确

2. 医学昆虫全变态特点是
   A. 生活史分为卵、若虫、成虫　　B. 生活史分为卵、幼虫、蛹、成虫
   C. 生活史分为卵、幼虫、若虫、成虫　　D. 幼虫与成虫形态相似
   E. 若虫与成虫形态相似

3. 属半变态的医学昆虫是
   A. 蚊　　　　B. 蝇　　　　C. 虱　　　　D. 蚤　　　　E. 白蛉

4. 按蚊属的成蚊特点为
   A. 翅有黑白斑，虫体与停落面成一角度
   B. 翅狭长，停息时虫体与停落面平行
   C. 翅狭长，停息时两翅向后上方竖立
   D. 翅有2对，前翅革质，后翅膜质
   E. 以上特点均不正确

5. 中华按蚊成蚊翅的形态特征是
   A. 翅前缘脉有2个白斑　　B. 翅前缘脉有4个白斑

C. 翅前缘脉有 6 个白斑　　　　　　　D. 翅前缘脉无白斑

E. 以上特征均不正确

6. 白纹伊蚊成蚊的形态特点有

   A. 喙无白环，腹部背面有基白带　　　B. 体型小、黑色、中胸盾板有白色纵纹

   C. 棕褐色、触须上有 3 个白环　　　　D. 灰褐色、触须上有 4 个白环

   E. 棕褐色、喙中段有一宽白环

7. 我国偏嗜吸畜血兼吸人血的蚊种有

   A. 中华按蚊　　　　B. 微小按蚊　　　　C. 白纹伊蚊

   D. 大劣按蚊　　　　E. 淡色库蚊

8. 下列蚊种中，可传播疟疾的是

   A. 淡色库蚊与三带喙库蚊　　　　B. 白纹伊蚊与埃及伊蚊

   C. 中华按蚊与嗜人按蚊　　　　　D. 白纹伊蚊与淡色库蚊

   E. 以上蚊种均可传播

9. 可作为丝虫病媒介的蚊种是

   A. 中华按蚊与微小按蚊　　　　B. 淡色库蚊与中华按蚊

   C. 嗜人按蚊与大劣按蚊　　　　D. 白纹伊蚊与三带喙库蚊

   E. 以上蚊种均可传播

10. 可传播流行性乙型脑炎的媒介蚊种是

    A. 中华按蚊　　　　B. 微小按蚊　　　　C. 大劣按蚊

    D. 三带喙库蚊　　　E. 嗜人按蚊

11. 白蛉头部具有分类依据的部分是

    A. 复眼、触角　　　B. 触角、触须　　　C. 口器、口腔

    D. 口腔、触须　　　E. 口甲、色板、咽甲

12. 白蛉腹部具有分类依据的部分是

    A. 雌蛉尾部　　　　B. 雄蛉与雌蛉尾部　　　C. 雌蛉尾部与受精囊

    D. 雄蛉尾部与雌蛉受精囊　　　E. 以上均可

13. 白蛉的吸血习性为

    A. 仅雌蛉吸血　　　B. 仅雄蛉吸血　　　C. 雌雄蛉均吸血

    D. 仅吸人血　　　　E. 成虫、幼虫均吸血

14. 白蛉生态特点是

    A. 飞翔能力强，活动范围达 1~2km

    B. 飞翔能力弱，活动范围仅 30m

    C. 幼虫在水中营自生生活

D. 出现时间长，可达8~9个月

E. 繁殖力强，1年可繁殖数代

15. 我国白蛉主要传播的疾病是

    A. 疟疾　　　　　　　B. 丝虫病　　　　　　C. 黑热病

    D. 流行性乙型脑炎　　E. 登革热

16. 家蝇的滋生地有

    A. 腐败动物质　　　　B. 稀人粪　　　　　　C. 酱缸

    D. 垃圾　　　　　　　E. 以上均可

17. 夏秋季肠道传染病中较重要的蝇类型是

    A. 春秋型　　　　　　B. 夏秋型、春秋型　　C. 夏型、秋型

    D. 秋型、春秋型　　　E. 夏秋型与秋型

18. 蝇的生态习性中，与传播疾病有关的是

    A. 季节分布较广　　　　　　　B. 有趋光性、白天活动

    C. 食性杂、边吃边排边吐　　　D. 大多数以蛹越冬

    E. 有些蝇种可直接产幼虫

19. 蝇可机械性传播的寄生虫病有

    A. 疟疾与弓形虫病　　　　　　B. 血吸虫病与肺吸虫病

    C. 猪带绦虫病与牛带绦虫病　　D. 蛔虫病与阿米巴痢疾

    E. 钩虫病与丝虫病

20. 可进行生物性传播寄生虫病的蝇种是

    A. 大头金蝇与丝光绿蝇　　　　B. 黑尾麻蝇与家蝇

    C. 家蝇与舌蝇　　　　　　　　D. 大头金蝇与家蝇

    E. 上述蝇种均可

21. 蚤成虫的形态特点是

    A. 背腹扁平、体表有毛　　　　B. 口器为刺吸式、翅有一对

    C. 两侧扁平、全身有毛、鬃、刺　　D. 口器为咀嚼式、触角一对

    E. 以上特点均不正确

22. 蚤的吸血习性是

    A. 仅雌蚤吸血　　　　B. 仅雄蚤吸血　　　　C. 雌、雄蚤均吸血

    D. 幼虫与成虫均吸血　E. 仅幼虫吸血

23. 鼠疫耶氏菌能在蚤体内大量繁殖的部位是

    A. 蚤胃上皮细胞内　　B. 蚤胃上皮细胞表面　C. 蚤体腔内

    D. 蚤唾液腺内　　　　E. 蚤前胃几丁质刺之间

24. 蚤可传播鼠型斑疹伤寒的机制是莫氏立克次体可以

 A. 在蚤胃上皮细胞内繁殖、粪便污染伤口

 B. 在蚤唾液腺中繁殖、吸血时注入

 C. 在蚤体腔内繁殖、挤碎后污染伤口

 D. 在蚤体表繁殖、机械传播

 E. 上述情况均可发生

25. 蚤可作为下列哪种寄生虫的中间宿主

 A. 猪带绦虫与细粒棘球绦虫   B. 牛带绦虫与曼氏迭宫绦虫

 C. 肝吸虫与肠吸虫   D. 犬复殖孔绦虫与微小膜壳绦虫

 E. 弓形虫与杜氏利什曼原虫

26. 以下哪项属于体虱成虫特征

 A. 两侧扁平、口器为刺吸式   B. 背腹扁平、雌虱腹末端为 W 型

 C. 头部菱形、口器为咀嚼式   D. 有触角一对、口器为舐吸式

 E. 雄虱尾端呈 W 型、雌虱尾端呈钝圆状

27. 虱的吸血习性为

 A. 仅成虫嗜吸人血   B. 成虫嗜吸人血，兼吸畜血

 C. 成虫、若虫嗜吸畜血   D. 成虫、若虫嗜吸人血

 E. 成虫、若虫嗜吸畜血，兼吸人血

28. 虱的生态习性中，不正确的是

 A. 成虫、若虫均吸血   B. 成虫不耐饥，需每日吸血

 C. 对宿主体温、湿度敏感   D. 边吸血边排粪便

 E. 幼虫营自生生活

29. 流行性斑疹伤寒病原体普氏立克次体，可在

 A. 虱胃上皮细胞内繁殖   B. 虱唾腺内繁殖

 C. 虱体表面繁殖   D. 虱体腔内繁殖

 E. 以上情况均可发生

30. 虱传回归热病原体回归热疏螺旋体，可在

 A. 虱体表面繁殖   B. 虱血腔内繁殖   C. 虱唾腺内繁殖

 D. 虱体内经卵传递   E. 虱胃上皮细胞内繁殖

31. 虱传播战壕热是由于病原体五日热立克次体在

 A. 虱血淋巴中大量出现   B. 虱体表面大量繁殖

 C. 虱体内经卵传递   D. 虱消化道内繁殖

 E. 以上情况均可发生

32. 虱的防治措施中有效的是
　　A. 注意饮食卫生　　　　　　　　　B. 搞好环境卫生，清理垃圾
　　C. 消灭鼠类保虫宿主　　　　　　　D. 注意个人卫生，勤洗衣被等
　　E. 室内喷洒杀虫剂

33. 蜚蠊成虫形态特征，不正确的是
　　A. 头部较小隐伏于前胸腹面　　　　B. 口器为咀嚼式，触角细长，分节
　　C. 胸部有翅 2 对，足粗大多毛　　　D. 雄虫尾端有腹刺 1 对
　　E. 胸部有翅 1 对，口器为舐吸式

34. 蜚蠊生活习性中下列哪项是正确的
　　A. 飞翔能力强，活动范围大　　　　B. 白天在靠近食物处活动，夜间隐匿
　　C. 夜间在靠近食物处活动，白天隐匿
　　D. 耐饥能力弱，需每日取食　　　　E. 仅成虫越冬

35. 蜚蠊可传播的寄生虫有
　　A. 疟原虫、刚地弓形虫　　　　　　B. 毛首鞭形线虫、似蚓蛔线虫
　　C. 日本裂体吸虫、华支睾吸虫　　　D. 链状带绦虫、肥胖带绦虫
　　E. 丝虫、旋毛形虫

36. 蜚蠊的防治措施中无效的是
　　A. 保持环境整洁　　　　　　　　　B. 及时清理垃圾
　　C. 堵塞缝洞，清除栖息场所　　　　D. 喷洒药物杀虫
　　E. 杀灭鼠类保虫宿主

37. 哪些医学节肢动物不属于昆虫纲
　　A. 蚊、蝇　　　　B. 虱、蚤　　　　C. 白蛉、蜚蠊
　　D. 硬蜱、疥螨　　E. 蚤、蜚蠊

38. 下列哪种医学昆虫口器为舐吸式
　　A. 蚊　　　　　　B. 白蛉　　　　　C. 蝇
　　D. 蚤　　　　　　E. 虱

39. 下列医学昆虫只嗜吸人血的是
　　A. 虱　　　　　　B. 白蛉　　　　　C. 蚤
　　D. 中华按蚊　　　E. 微小按蚊

40. 在医学节肢动物昆虫纲中，传播疾病的方式为发育增殖式的是
　　A. 蚊传播丝虫病　　　　　　　　　B. 白蛉传播黑热病
　　C. 虱传播回归热　　　　　　　　　D. 蚤传播鼠疫
　　E. 蜚蠊传播阿米巴痢疾

41. 在医学节肢动物昆虫纲中，传播疾病的方式为繁殖式的是

  A. 蝇传播贾第虫病   B. 蚊传播疟疾

  C. 虱传播战壕热   D. 蚊传播丝虫病

  E. 白蛉传播黑热病

42. 在医学节肢动物昆虫纲中，传播疾病的方式为经卵传递的是

  A. 蝇幼虫引起蝇蛆病   B. 蚊传播丝虫病

  C. 蚤传播鼠型斑疹伤寒   D. 虱传播流行性斑疹伤寒

  E. 蚊传播流行性乙型脑炎

三、名词解释

1. 变态

2. 全变态

3. 半变态

4. 家栖性

5. 半家栖性

6. 野栖性

7. 越冬

8. 蝇蛆病

9. 专性蝇蛆病

10. 半专性蝇蛆病

11. 偶然性蝇蛆病

四、问答题

1. 昆虫纲成虫形态有何特征？

2. 昆虫纲的成虫口器可分为几种形式？举例说明。

3. 简述蚊的生活史。

4. 蚊的栖息习性与吸血习性有何特点？

5. 蚊能传播哪些寄生虫病？简述其机制。

6. 在我国白蛉主要传播何种疾病？如何传播的？

7. 根据白蛉生态特点，说明防治黑热病的有利因素。

8. 蝇与传播疾病有关的形态与生活习性有哪些？

9. 蝇传播疾病的主要方式是什么？可传播哪些疾病？

10. 蚤可传播哪些疾病？简述其机制。

11. 虱可传播哪些疾病？其机制是什么？

12. 对虱应采取哪些防治措施？

13. 蜚蠊主要以何种方式传播疾病？
14. 采取哪些措施可有效防治蜚蠊？

第三节 蛛形纲

学习指导

一、学习内容

1. 掌握 人疥螨的形态、生活史及生态习性、致病性，疥疮的实验诊断方法、流行与防治。

2. 了解 蠕形螨的形态、致病性、诊断方法和防治原则，蜱、恙螨的形态、生活史及生态习性、与疾病的关系及防治原则，蛛形纲的形态特征。

二、重点和难点

1. 重点 蜱与螨的形态区别，硬蜱与软蜱的形态区别，蜱与螨的常见种类与危害。
2. 难点 蜱与螨的形态区别，硬蜱与软蜱的形态区别。

习 题

一、填空题

1. 在蛛形纲中，与人类疾病有关，并可传病的是_____亚纲，其成虫的基本结构分为_____与_____两部分。
2. 硬蜱成虫背面有_____，从背部可观察到躯体前端有一_____。
3. 硬蜱成虫的雌雄可根据其_____的大小来区别。
4. 硬蜱成虫足有_____对，第一对足跗节背面有一对_____，司嗅觉功能。
5. 硬蜱生活史中发育阶段有_____、_____、_____和_____4个时期。
6. 某些蜱叮咬人后引起人肌肉麻痹，是因为其唾液内含_____。
7. 硬蜱可传播以病毒为病原体的疾病有_____和_____。还可传播病原体为伯氏包柔螺旋体的疾病是_____。
8. 森林脑炎的传播媒介为_____，病原体可以_____传播。
9. 蜱传播的螺旋体病有_____和_____，其中之一是_____传的，另一种则是_____传的。

10. 硬蜱若虫只有_____龄，而软蜱若虫有_____龄。

11. 软蜱的第1、2对足基节间有_____，它在传播疾病中有一定作用。

12. 软蜱传播_____，其病原体为伊朗包柔螺旋体和拉氏包柔螺旋体，病原体可在媒介体内_____，使下一代蜱亦有感染性。

13. 软蜱雌虫每次产卵前需_____，所以在其生活史中需_____更换宿主。

14. 与传播疾病有关的恙螨种类主要有_____和_____等。

15. 恙螨活动范围_____，多呈_____，可借宿主携带扩散。

16. 恙螨对人的直接危害是由于叮咬引起_____，而作为媒介可传播_____。

17. 恙螨营寄生生活的虫期为_____，其刺吸宿主时可传播的疾病是_____，传播方式为_____。

18. 疥螨雄虫第3对足末端为_____，而雌虫第3、4对足末端也为_____。

19. 疥螨生活史发育有_____、_____、_____、_____和5个时期。

20. 疥螨幼虫在宿主_____中孵出，而在_____发育为二期若虫。

21. 疥螨多寄生人体的部位为_____，传播方式为_____，诊断方法为_____。

22. 雌疥螨若虫交配后又钻入宿主_____，经过_____发育为雌虫。

23. 疥螨致敏物质主要有_____、_____和_____。

24. 蠕形螨又可分为_____和_____两种，分别寄生于人体的_____和_____。

25. 蠕形螨虫体似_____，其躯体部分可分_____与_____两部分。

26. 蠕形螨主要通过_____感染，人群自然感染率较高。

27. 屋尘螨各期营_____，多在被褥、居室中，以人体的_____为食。

28. 尘螨作为病原体主要引起_____疾病，其_____、_____和_____均为过敏原。

29. 尘螨性过敏患者常表现为_____、_____和_____。

30. 尘螨引起的疾病主要的治疗方法是_____。

31. 在人体寄生的蠕形螨包括_____、_____2种，人类受感染途径是_____和_____。

32. 尘螨是强烈的过敏原，患者临床表现有_____和_____、_____3种。

33. 以经卵传播式传播的虫媒病，如恙螨传播_____，革螨传播_____

和_____。

二、单选题

1. 在分类学中，蜱螨属于

   A. 蛛形纲　　　　　B. 昆虫纲　　　　　C. 甲壳纲

   D. 倍足纲　　　　　E. 唇足纲

2. 硬蜱成虫结构由以下部分构成

   A. 头、胸、腹三部分　　B. 颚体与躯体　　C. 足体与末体

   D. 头部与胸腹部　　　　E. 以上均不是

3. 硬蜱生活史中吸血的阶段是

   A. 雌蜱　　　　　　B. 雄蜱　　　　　　C. 幼虫

   D. 若虫　　　　　　E. 以上各期均可

4. 硬蜱吸血产卵的特点为

   A. 雌蜱吸血前将卵一次产完　　B. 雌蜱吸血前将卵多次产完

   C. 雌蜱吸血后将卵一次产完　　D. 雌蜱吸血后将卵多次产完

   E. 以上情况均可能发生

5. 传播新疆出血热的硬蜱是

   A. 全沟硬蜱　　　　B. 亚东璃眼蜱　　　C. 森林革蜱

   D. 嗜群血蜱　　　　E. 残缘璃眼蜱

6. 传播莱姆病的硬蜱是

   A. 亚东璃眼蜱　　　B. 森林革蜱　　　　C. 微小牛蜱

   D. 全沟硬蜱　　　　E. 以上硬蜱均可能

7. 软蜱颚体的位置是在

   A. 躯体前端　　　　B. 躯体前端腹面　　C. 躯体后端

   D. 躯体前端背面　　E. 上述情况均可能出现

8. 软蜱吸血习性特征是

   A. 生活史中仅雌蜱吸血

   B. 生活史中雌、雄蜱均吸血

   C. 生活史各期均吸血，仅吸1次血

   D. 生活史各期均吸血，多次吸血

   E. 上述情况均可能出现

9. 软蜱传播的蜱媒回归热，病原体存在于媒介的

   A. 体表与血淋巴中　　　　B. 唾液与胃上皮细胞中

C. 唾液与基节液中 　　　　　D. 基节液与媒介体表

E. 上述情况均可能出现

10. 下列哪种蜱传播蜱媒回归热

A. 全沟硬蜱与亚东璃眼蜱 　　B. 全沟硬蜱与森林革蜱

C. 乳突钝缘蜱与特突钝缘蜱 　D. 乳突钝缘蜱与微小牛蜱

E. 以上情况均可能出现

11. 区别软蜱与硬蜱的主要依据之一是

A. 体色的差异 　　B. 体积大小的不同 　　C. 盾板的有无

D. 颚体形态区别 　E. 以上情况均可

12. 恙螨生活史中营寄生生活的是

A. 雌螨 　　　　　B. 雌螨与雄螨 　　　　C. 成虫与若虫

D. 成虫与若虫、幼虫 　E. 幼虫

13. 在自然界，恙螨的主要宿主是

A. 人类 　　　　　B. 鼠类 　　　　　　　C. 家畜

D. 家禽 　　　　　E. 猫或犬类

14. 恙螨幼虫传播的恙虫病是通过

A. 叮咬宿主时，唾液中病原体注入

B. 体表的病原体污染叮咬伤口

C. 其粪便中可含有病原体污染伤口

D. 机械性携带污染食物，经口感染

E. 恙螨被挤碎后，病原体污染伤口感染

15. 在恙螨的防治措施中行之有效的是

A. 注意个人卫生 　　　　　　B. 安装纱门、纱窗，防止叮咬

C. 治疗患者，消除传染源 　　D. 消灭鼠类

E. 及时清除垃圾，粪便做无害化处理

16. 疥螨雌虫形态哪个特点与雄虫不同

A. 雄虫较雌虫为大 　　　　　B. 雌虫背面有一块盾板

C. 雌虫第四对足末端为长鬃 　D. 雌虫第4对足末端为吸垫

E. 上述情况均不正确

17. 疥螨生活史中繁殖过程为

A. 雌虫与第二期雄若虫在皮肤表面交配

B. 雄虫与第二期雌若虫在皮肤表面交配

C. 雌虫与第二期雄若虫在皮内隧道中交配

D. 雄虫与第二期雌若虫在皮内隧道中交配

E. 上述情况均可出现

18. 疥螨在人体寄生，主要摄取

    A. 血液　　　　　　B. 组织液　　　　　　C. 淋巴液

    D. 角质组织　　　　E. 肌肉组织

19. 疥螨对人的危害主要是

    A. 作为病原体引起皮炎　　　　B. 吸入后可引起变态反应

    C. 误食后引起消化道疾病　　　D. 可作为传播疾病的媒介

    E. 以上情况均可以发生

20. 疥疮实验诊断方法为

    A. 粪便涂片检查　　　　　　　B. 血液涂片检查

    C. 活组织检查　　　　　　　　D. 消毒针挑破局部皮肤检查

    E. 免疫学方法检查

21. 下列防治疥疮的措施中无效的是

    A. 注意个人卫生；勤洗澡，勤换衣服

    B. 避免与患者直接接触

    C. 对患者的衣物常做消毒处理

    D. 饭前便后要洗手，讲究饮食卫生

    E. 用硫黄软膏等涂在患处

22. 毛囊蠕形螨与皮脂蠕形螨的主要区别是

    A. 毛囊蠕形螨末体较长，尾端尖　　B. 毛囊蠕形螨末体较短，尾端钝

    C. 毛囊蠕形螨末体较长，尾端钝　　D. 皮脂蠕形螨末体较长，尾端尖

    E. 两者无区别

23. 蠕形螨寄生的部位是

    A. 皮下组织中　　　　　　　　B. 皮下隧道中

    C. 毛囊深部或皮脂腺内　　　　D. 有时可出现在外周血中

    E. 以上情况均可出现

24. 蠕形螨感染的部位最多见的是

    A. 腹部　　　　　　B. 颜面部　　　　　　C. 胸部

    D. 颈部　　　　　　E. 四肢

三、名词解释

1. 二宿主蜱

2. 三宿主蜱

3. 多宿主蜱

4. 蜱瘫痪

5. 螨岛

四、简答题

1. 简述硬蜱与软蜱生活史、生态习性的异同。

2. 硬蜱主要传播的疾病有哪些？

3. 对蜱的防治可采取哪些措施？

4. 简述恙螨生活史及生态特点。

5. 恙螨是如何传播疾病的？

6. 简述疥螨生活史、生态特点及致病机制。

7. 如何诊断与防治疥疮？

8. 简述蠕形螨致病机制及诊断方法。

9. 简述尘螨的致病机制。

模拟测试卷

一、单选题（在每小题的 4 个备选答案中，选出 1 个正确的答案，并将其号码填在题干后的括号内，每小题 1 分，共 20 分）

1. 寄生虫与宿主的关系，下列哪项是错误的
   A. 人是刚地弓形虫的终宿主
   B. 中华按蚊是马来丝虫的中间宿主
   C. 野猪是斯氏狸殖吸虫的转续宿主
   D. 猫是华支睾吸虫的保虫宿主

2. 感染期的定义是
   A. 寄生虫感染宿主的阶段
   B. 寄生虫感染终宿主的阶段
   C. 寄生虫感染人体的阶段
   D. 寄生虫的幼虫阶段

3. 需夜间检查诊断的寄生虫病是
   A. 丝虫病　　B. 疟疾　　C. 旋毛虫病　　D. 日本血吸虫病

4. 只需要一种宿主即可完成生活史的寄生虫是
   A. 丝虫　　B. 弓形虫　　C. 蛔虫　　D. 疟原虫

5. 结肠内阿米巴成熟包囊内核的数目通常是
   A. 1 个　　B. 2 个　　C. 4 个　　D. 8 个

6. 旋毛虫的主要保虫宿主是
   A. 人　　B. 犬　　C. 猪　　D. 牛

7. 生活史中只有滋养体期的寄生原虫是
   A. 阴道毛滴虫
   B. 蓝氏贾第鞭毛虫
   C. 弓形虫
   D. 杜氏利什曼原虫

8. 对怀疑为黑热病的患者，首选的检查方法是
   A. 免疫学检查
   B. 外周血涂片检查
   C. 骨髓穿刺涂片检查
   D. 肝脏穿刺涂片检查

9. 在外界环境中，虫卵抵抗力最强的寄生虫是
   A. 蛔虫　　B. 猪带绦虫　　C. 鞭虫　　D. 血吸虫

10. 我国长江以北地区没有血吸虫病的流行主要是因为
    A. 河流少　　B. 无传染源　　C. 人群抵抗力强　　D. 无钉螺

11. 疟原虫的主要致病时期是
    A. 红外期裂殖体
    B. 红内期无性体
    C. 红内期配子体
    D. 子孢子

12. 在人体肝胆管内寄生的寄生虫是
    A. 丝虫　　　　B. 旋毛虫　　　C. 华支睾吸虫　　D. 钩虫

13. 包虫在人体内的寄生部位常见于
    A. 脑　　　　　B. 肺　　　　　C. 眼　　　　　　D. 肝

14. 目前，治疗阿米巴病的首选药物是
    A. 海群生　　　B. 阿苯达唑　　C. 吡喹酮　　　　D. 甲硝唑

15. 人体感染肺吸虫有可能是因为
    A. 喝溪水，吃溪蟹、淡水鱼　　　B. 吃淡水虾、荸荠，喝生水
    C. 喝溪水，吃海蟹、川卷螺　　　D. 吃溪蟹、蝲蛄，喝溪水

16. 蛔虫感染人体的主要途径是
    A. 经皮肤　　　B. 经口　　　　C. 经呼吸道　　　D. 经媒介昆虫叮咬

17. 生活史中可以不需要中间宿主的寄生虫是
    A. 布氏姜片吸虫　　　　　　　　B. 细粒棘球绦虫
    C. 猪带绦虫　　　　　　　　　　D. 微小膜壳绦虫

18. 用药物治疗后，虫体不能排出人体外的寄生虫病是
    A. 肝吸虫病　　B. 姜片虫病　　C. 丝虫病　　　　D. 钩虫病

19. 原虫感染的宿主免疫类型多属于
    A. 消除性免疫　　　　　　　　　B. 无获得性免疫
    C. 带虫免疫　　　　　　　　　　D. 伴随免疫

20. 马来丝虫病晚期患者常见的症状或体征是
    A. 下肢象皮肿　B. 乳糜尿　　　C. 丝虫热　　　　D. 阴囊象皮肿

二、多选题（在每小题的5个备选答案中，选出2~5个正确的答案，并将其号码填在题干后的括号内，多选、少选、错选均无分，每小题1分，共12分）

1. 寄生虫在宿主体内的免疫逃避机制主要为
    A. 抗原变异　　　　　B. 抗原伪装　　　　　C. 释放可溶性抗原
    D. 改变宿主的免疫应答　　E. 解剖位置的隔离

2. 常伴发于免疫低下或免疫缺陷患者的寄生虫感染有
    A. 粪类圆线虫　　　　B. 弓形虫　　　　　　C. 疟原虫
    D. 包虫　　　　　　　E. 肺孢子虫

3. 下列哪些寄生虫病属于人兽共患寄生虫病
    A. 疟疾　　　　　　　B. 日本血吸虫病　　　C. 蛲虫病
    D. 贾第虫病　　　　　E. 包虫病

4. 属于土源性蠕虫的寄生虫有
   A. 旋毛虫　　　　　B. 华支睾吸虫　　　　C. 钩虫
   D. 鞭虫　　　　　　E. 蛔虫

5. 虫卵排出后立即对人具有感染性的寄生虫有
   A. 蛲虫　　　　　　B. 细粒棘球绦虫　　　C. 蛔虫
   D. 猪带绦虫　　　　E. 牛带绦虫

6. 人生吃或半生吃动物肉可能感染的寄生虫有
   A. 弓形虫　　　　　B. 日本血吸虫　　　　C. 旋毛虫
   D. 包虫　　　　　　E. 华支睾吸虫

7. 经间接或直接接触可能感染的寄生虫有
   A. 钩虫　　　　　　B. 阴道毛滴虫　　　　C. 疥螨
   D. 蓝氏贾第鞭毛虫　E. 耻阴虱

8. 外周血涂片检查可能查到的寄生虫有
   A. 钩虫　　　　　　B. 阴道毛滴虫　　　　C. 丝虫
   D. 疟原虫　　　　　E. 并殖吸虫

9. 弓形虫感染人体的途径主要有
   A. 经口感染　　　　B. 经破损的皮肤黏膜感染　C. 经呼吸道感染
   D. 经媒介昆虫感染　E. 经胎盘感染

10. 蛔虫在人群中感染普遍的原因主要是
    A. 雌虫产卵量大　　B. 虫卵在外界抵抗力强　C. 生活史简单
    D. 感染期幼虫污染外界环境严重　　　　　　E. 个人卫生习惯不良

11. 可引起人皮下包块或结节的寄生虫有
    A. 猪带绦虫　　　　B. 细粒棘球绦虫　　　C. 华支睾吸虫
    D. 曼氏迭宫绦虫　　E. 卫氏并殖吸虫

12. 常引起患者外周血嗜酸性粒细胞增高的寄生虫病有
    A. 疟疾　　　　　　B. 蛔虫病　　　　　　C. 旋毛虫病
    D. 弓形虫病　　　　E. 肺吸虫病

三、填空题（每小题 1 分，共 12 分）

1. 寄生虫病的 3 个流行环节是＿＿＿＿、＿＿＿＿、＿＿＿＿。

2. 旋毛虫成虫的寄生部位在＿＿＿＿。

3. 蛲虫雌虫通常在夜间爬到＿＿＿＿（部位）产卵。

4. 钩虫成虫在小肠寄生，以＿＿＿＿为食。

5. 丝虫的感染期是＿＿＿＿。

6. 犬是细粒棘球绦虫的_____宿主。

7. 生食淡水鱼、虾有可能感染的常见寄生虫是_____。

8. 牛带绦虫孕节片的子宫分支数目为_____支。

9. 日本血吸虫的主要致病虫期是_____。

10. 蛔虫引起的外科并发症中最常见的是_____。

11. 寄生在组织内的溶组织内阿米巴生活史时期是_____。

12. 原发性阿米巴脑膜脑炎的常见病原体是_____。

四、判断说明题（认为正确的，在题干后的括号内打"√"，错误的打"×"，并说明理由，否则该题无分。每小题2分，共10分）

1. 钩虫幼虫在人体肺部移行时所引起的病变，属于幼虫移行症。（   ）

    说明理由：

2. 生食荸荠、菱角等水生植物有可能感染布氏姜片吸虫。（   ）

    说明理由：

3. 脑型疟疾主要是由间日疟原虫引起的。（   ）

    说明理由：

4. 阴道毛滴虫只寄生在女性阴道内。（   ）

    说明理由：

5. 寄生于消化道的寄生虫并非都是经口感染的。（   ）

    说明理由：

五、名词解释（每小题3分，共12分）

1. 终宿主

2. 伴随免疫

3. 带虫者

4. 寄生虫

六、简答题（每小题4分，共16分）

1. 何谓寄生关系？寄生与共栖、互利共生如何区别？

2. 寄生虫感染人体的方式（途径）有哪些？并举例说明之。

3. 人是如何感染囊虫的？临床上常见的囊虫病有哪些类型？

4. 简述间日疟再燃与复发的机制？

七、论述题（共2题，18分）

1. 试述疟疾贫血的发生机制（8分）。

2. 根据旋毛虫的生活史特点，试述旋毛虫病的临床过程及急性期临床表现（10分）。

参考答案

第一章 人体寄生虫学总论

一、填空题

1. 医学寄生虫学
2. 疟疾 血吸虫病 丝虫病 利什曼病 锥虫病
3. 宿主
4. 体内寄生虫
5. 兼性寄生虫
6. 中间宿主
7. 生活史
8. 中间宿主
9. 夺取营养 机械性损害 毒性作用 免疫病理损伤
10. 经口 经皮肤黏膜 经媒介昆虫叮咬 经接触 经胎盘
11. 免疫反应
12. 消除性免疫
13. 传染源 传播途径 易感人群
14. 生物因素 自然因素 社会因素
15. 消除寄生虫 患寄生虫病 带虫状态

二、单选题

1. A 2. E 3. B 4. E 5. C 6. A 7. C 8. E 9. D 10. C 11. D

三、名词解释

1. 寄生生活：两种生物生活在一起，就营养、居住和利害关系来看，其中一种生物从中获利并生存，而另一种生物受到损害。
2. 转续宿主：某些蠕虫幼虫侵入非正常宿主，虽能存活，但不能发育为成虫，长期保持幼虫阶段，当此幼虫有机会进入正常宿主，就能继续发育为成虫，这种非正常宿主称为转续宿主。
3. 生活史：寄生虫发育的整个过程，即寄生虫完成一代的生长、发育和繁殖及宿主转换的全部过程。
4. 幼虫移行症：某些动物体内寄生的蠕虫幼虫进入非正常宿主内，发育受阻，不能发育为成虫，但在体内可长期移行，破坏组织，产生疾病。

5. 机会致病：当机体免疫功能不全或抵抗力下降时，体内寄生虫异常增殖，致病力增强，出现明显的临床症状和体征，这种现象叫机会致病。

6. 非消除性免疫：在大多数寄生虫感染中，宿主均可产生获得性免疫，对再感染产生一定程度的免疫力，但不能完全消除体内原有的寄生虫，虫数维持低水平，一旦用药物清除体内的寄生虫，此获得性免疫就逐渐减弱，以至消失。

7. 带虫者：寄生虫进入人体，可在体内长期生存，虽无明显临床症状和体征，但可向外排出寄生虫，成为传染的来源，可造成寄生虫的感染和流行。带虫者是否出现临床症状和体征与感染寄生虫的虫数、人体的免疫状态和健康状况等因素有关。

四、问答题

1. 寄生虫生活史类型以是否需要中间宿主划分为直接型生活史和间接型生活史。直接型生活史不需要中间宿主，寄生虫的虫卵或幼虫在外界直接发育为感染阶段感染人。肠道寄生虫（如蛔虫、钩虫等）多属此类型生活史。间接型生活史需要中间宿主，寄生虫幼虫在中间宿主体内发育为感染阶段，再感染人。组织内寄生虫（如血吸虫、旋毛形线虫等）多属此类型生活史。

2. 大多数寄生虫都会对宿主造成损害，其危害程度取决于虫种、数量、毒力、在人体内的游移过程、寄生部位和生理活动。寄生虫对宿主的危害主要有夺取营养、机械性损害、毒素作用和免疫病理作用，造成对宿主的综合作用。①夺取营养：寄生虫在宿主体内生长、发育和繁殖所需的营养物质主要来自宿主，有些寄生虫可造成肠黏膜损伤，影响营养物质的吸收，如大量似蚓蛔线虫寄生夺取营养，引起营养不良。②机械性损害：主要是阻塞腔道、压迫组织和破坏细胞，以及虫体游移和吸附作用所造成的机械性损伤。如细粒棘球绦虫棘球蚴压迫肝组织，疟原虫红内期破坏红细胞等。③毒素作用：寄生虫的分泌物、排泄物和死亡虫体的分解产物对宿主均有毒性作用。如溶组织内阿米巴表膜上的蛋白水解酶，可破坏肠黏膜，形成肠溃疡。④免疫病理作用：寄生虫体内和体表许多成分、代谢产物、死亡虫体的分解产物以及线虫的蜕皮液、绦虫的囊液等都具有抗原性，可诱导宿主产生变态反应，造成免疫病理损害，如蠕虫感染引起的荨麻疹，杜氏利什曼原虫引起的免疫溶血等。

3. 抗寄生虫的获得性免疫主要有消除性免疫和非消除性免疫。消除性免疫：这种获得性免疫能完全消除宿主体内寄生虫，并对再感染产生完全、稳固的免疫力（终身免疫），如热带利什曼原虫诱导的免疫。非消除性免疫：在大多数寄生虫感染中，宿主均可对再感染产生一定程度的免疫力，但不能完全消除体内原有的寄生虫，虫数维持低水平，一旦用药物消除体内的寄生虫，此获得性免疫就逐渐减弱，以至消失。非消除性免疫包括带虫免疫（某些血内原虫诱导的特异性免疫应答）和伴随免疫（某些蠕虫感染诱导的免疫应答）这两个寄生虫特有的免疫现象。

4. 寄生虫的主要侵入途径有以下几个。①经口感染：大部分寄生虫都是经口感染，如动物肉中的旋毛形线虫囊包和淡水鱼肉中的华支睾吸虫囊蚴都是经口感染。②直接经皮肤感染：如钩虫丝状蚴和血吸虫尾蚴都经皮肤感染。③经医学节肢动物叮咬感染：如蚊唾液腺中的疟原虫子孢子，在蚊虫叮咬人时随唾液一起注入人体。④接触感染：包括直接接触感染和间接接触感染，如疥螨和阴道毛滴虫。⑤经胎盘先天性感染：如弓形虫可通过胎盘传给胎儿，造成先天性感染。

5. 寄生虫病的流行具有地方性、季节性和自然疫源性的特点。

（1）影响地方性流行的主要因素有：自然因素（大多数寄生虫病分布在温暖、潮湿的地方）、生物因素（与中间宿主和传播媒介的地理分布一致，如血吸虫病的流行区与钉螺的地理分布相符）和社会因素（与人群的生活习惯和生产活动有关，如肺吸虫病主要流行在生吃或半生吃溪蟹和蝲蛄的地区）。

（2）寄生虫病流行的季节性也与自然因素、生物因素、社会因素密切相关。在温、湿度较高、雨量较大的季节流行更为严重，其流行与中间宿主和传播媒介的季节消长一致，同时也与人们的生产和生活活动有关。如血吸虫病和疟疾主要在夏、秋季流行，与人们接触疫水和蚊媒的活动一致。

（3）寄生虫的自然疫源性流行：在原始森林和荒漠地区，有些寄生虫可一直在脊椎动物（主要是野生动物）之间传播、流行，人偶然进入这些地区时，在没有特殊的防护或预防措施的情况下，这类寄生虫可从脊椎动物通过一定途径传染给人。如旋毛虫病的流行。

6. 寄生虫病的防治原则是控制寄生虫病流行的三个基本环节。

（1）控制传染源。控制传染源是寄生虫病防治中的主要环节。在流行区，普查、普治患者和带虫者是控制传染源的主要措施。对于保虫宿主也要进行有效的查治和处理。同时要检测疫情，防止传染源输入和扩散。

（2）切断传播途径。不同的寄生虫病其传播途径不尽相同，要制订出具有针对性的预防措施，切断其传播途径。如对于经口传播的寄生虫病要加强水源和粪便的管理，同时要注意环境和个人卫生；如果是通过媒介节肢动物传播的，要控制和消灭节肢动物。

（3）保护易感者。人体对各种寄生虫的感染大多缺乏先天的特异性免疫力，因此对人群采取必要的保护措施是防止寄生虫感染的最直接方法。积极开展预防寄生虫病的宣传教育，建立良好的卫生行为和饮食习惯，提高群众的自我保护意识，必要时可预防性服药或在皮肤涂抹驱避剂。

第二章 医学蠕虫

第一节 线虫纲

一、填空题

1. 需要中间宿主　不需要中间宿主

2. 蛔虫　鞭虫　蛲虫

3. 旋毛虫　丝虫

4. 蛔虫产卵量大　卵对外界抵抗力强　生活史简单无须中间宿主　卫生习惯不良

5. 失血　肠黏膜损伤　影响消化吸收功能　全身营养状况

6. 钩虫

7. 美洲钩虫　十二指肠钩虫

8. 头翼　咽管球

9. 睡眠　肛门周围　透明胶纸法　清晨便前

10. 盲肠

11. 感染期虫卵

12. 成虫　幼虫　转换

13. 囊包　猪肉和其他动物肉

14. 小肠　横纹肌

15. 侵入期　幼虫移行期　成囊期

16. 肌肉活组织检查　旋毛形线虫囊包

17. 急性过敏及炎症反应期　慢性阻塞性病变

18. 丝状蚴　蚊体内

19. 淋巴管　淋巴结　微丝蚴

20. 逆行性淋巴管炎　流火

21. 肺部微血管中　外周血液中　夜现周期性

22. 淋巴管炎　淋巴结炎　丝虫热

23. 肺动脉

24. 嗜酸性粒细胞增多性脑膜脑炎或脑炎

25. 中间

26. 小肠　吻突的倒钩

27. 猪　甲虫

二、单选题

1. A　2. E　3. C　4. C　5. A　6. A　7. E　8. D　9. B　10. C　11. C　12. B　13. C

14. B 15. B 16. C 17. E 18. C 19. E 20. C 21. A 22. E 23. D 24. C 25. C
26. D 27. A 28. C 29. E 30. A 31. E 32. E 33. D 34. C 35. C 36. D 37. E
38. A 39. E 40. B 41. A 42. A 43. E 44. C 45. A 46. B 47. D 48. B 49. A
50. A 51. A 52. D 53. C 54. C 55. C 56. A 57. B

三、名词解释

1. 丹毒样皮炎：丝虫病患者急性期炎症波及皮肤浅表淋巴管时，局部皮肤出现弥漫性红肿，表面光亮，有压痛及灼热感，即为丹毒样皮炎。

2. 钩蚴性皮炎：钩虫丝状蚴侵入人皮肤后，约在数十分钟内局部即出现针刺、烧灼和奇痒感，进而出现充血斑点或丘疹，1~2日出现红肿及水泡。挠破后可有浅黄色液体流出。若继发细菌感染则会形成脓疱，最后结痂、脱皮而愈。皮炎多见于与土壤接触的足趾、手指等皮肤薄嫩处。

3. 生物源性线虫：这类线虫在发育过程中，幼虫需要在中间宿主体内发育为感染阶段，再感染人，亦称间接发育型。如寄生于人体组织内的丝虫和旋毛形线虫。

4. 土源性线虫：这类线虫在发育过程中，不需要中间宿主，其虫卵或幼虫在外界发育为感染阶段直接感染人，亦称直接发育型。如寄生在人体肠道内的似蚓蛔线虫、毛首鞭形线虫、钩虫等。

四、问答题

1. 蛔虫病流行广泛、感染率高的原因在于：

   （1）似蚓蛔线虫产卵量大，每天每条雌虫产卵24万个，对外界环境污染严重。

   （2）生活史简单，虫卵在外界环境发育不需要中间宿主，发育为感染期虫卵，经口感染，感染机会多。

   （3）卵对外界抵抗力强，受精卵卵壳蛔甙层可防止外界水溶性化合物渗入卵内，又可保持卵内液体不外渗。

   （4）粪便未进行无害处理，如用新鲜粪便施肥。

   （5）不注意个人卫生、饮食卫生和饮水卫生。

2. 蛔虫对人体的危害包括幼虫和成虫对人体致病。

   （1）幼虫对人体的危害：幼虫在肝、肺等组织移行时，可引起机械性损伤，尤其是幼虫移行至肺部时，导致肺泡毛细血管破裂和许多小出血点，以及嗜酸性粒细胞为主的炎性浸润细胞，同时幼虫代谢产物、蜕皮液、虫体分泌产物引起宿主全身及局部的变态反应，临床表现为咳嗽、哮喘、痰中带血、呼吸困难、发热及血中嗜酸性粒细胞增高，称肺蛔虫症。

   （2）成虫致病：①变态反应。主要由虫体代谢产物和虫体分解产物所致。②夺取营养和损伤肠黏膜。成虫以小肠半消化的食物为食，夺取营养，可致宿主营养不良，儿童可致发育障碍，蛔虫唇齿的机械损伤及代谢产物的刺激，可致肠黏膜损伤，影响小肠消化和吸收的功能。③并发症。成虫对人体的最严重危害是引起并发症，最常见的为胆道蛔虫症，还可引起肠梗阻、肠穿孔、阑尾炎，钻入肝脏、胰腺和上呼吸道等处造成严重损伤。

3. 两种钩虫成虫的鉴别要点如下：

鉴别点		十二指肠钩虫	美洲钩虫
大小	雌虫	（10~13）mm×0.6mm	（9~11）mm×0.4mm
	雄虫	（8~11）mm×（0.4~0.5）mm	（7~9）mm×0.3mm
体形		前端与尾端向背面弯曲，略呈"C"形	前端向背面弯曲，尾端向腹面弯曲，略呈"S"形
口囊		腹侧前缘有两对钩齿	腹侧前缘有一对板齿
交合伞		略圆	略扁，似扇形
背辐肋		远端分两支，每支再分三小支	基部分两支，每支再分两小支
交合刺		两侧长鬃状，末端分开	一交合刺末端呈倒钩状，与另一刺末端相并，包于膜内
阴门		位于体中部略后	位于体中部略前
尾刺		有	无

4. 钩虫引起宿主失血的原因是：

（1）钩虫咬附肠黏膜吸血，吸血的同时分泌抗凝素，使血液不易凝固。

（2）钩虫咽管收缩扩张频繁，使吸进口囊的血液迅速流经咽、肠，自肛门排出。

（3）钩虫吸血时更换咬啮部位，使新旧伤口不断渗血而造成失血。

（4）虫体活动时可造成组织的损伤，也可引起或造成少量失血。

5. 蛔虫、钩虫生活史的不同点如下：

（1）感染阶段不同。蛔虫感染阶段为感染期虫卵，而钩虫是丝状蚴。

（2）感染方式不同。蛔虫感染期虫卵经口感染，而钩虫丝状蚴经皮肤或口腔黏膜感染。

（3）幼虫在体内移行途径不同。蛔虫幼虫移行时需经过肝脏，而钩虫幼虫不需经过肝脏。

（4）寄生方式不同。蛔虫成虫在小肠内多处呈游离状态，而钩虫成虫以其口囊的钩齿和板齿咬附在肠黏膜。

（5）营养来源不同。蛔虫以肠道内半消化的食物为食，引起营养不良，钩虫成虫吸血引起患者慢性失血导致贫血。

（6）虫卵在外界发育过程不同。蛔虫卵发育形成感染性虫卵，钩虫卵发育为杆状蚴、丝状蚴。

6. 丝虫病患者慢性阻塞性病变的机制：急性期淋巴管炎、淋巴结炎反复发作以及以死亡成虫和微丝蚴为中心形成的肉芽肿最终导致局部淋巴管栓塞。阻塞部位远端的淋巴管内压力增高，造成淋巴管曲张，甚至破裂，淋巴液流入周围组织。阻塞部位不同，患者产生的临床表现也不同。①象皮肿：是由于表浅的淋巴管破裂，含蛋白质较高的淋巴液聚集于皮下组织，刺激纤维组织增生，使局部皮肤变粗变硬而形成。②鞘膜积液：精索睾丸淋巴管阻塞时，淋巴液可渗入鞘膜腔内，引起鞘膜积液，阴囊肿大。③乳糜尿：阻塞部位在主动脉前淋巴结或肠干淋巴结。由于腰部淋巴压力增高，使从小肠吸收的乳糜液经侧支流入肾淋巴管，并经肾乳头黏膜破损处流入肾盂，混于尿中排出。

7. 根据旋毛虫的生活史，将旋毛虫对人的致病经过分为三期。

（1）侵入期：指旋毛虫幼虫自囊包内逸出至发育为成虫阶段，时间约1周。成虫在胃肠道引起的病变一般较轻，旋毛虫侵入肠黏膜，引起周围组织广泛的炎症，甚至出现溃疡，引起消化系统症状。

（2）幼虫移行期：指新生幼虫随血循环移行至全身各器官及侵入横纹肌内发育的阶段，时间为2~3周。此期对人的危害最严重：①在血管内移行引起全身性血管炎。②移行至全身肌肉，引起肌炎和肌纤维肿胀、排列紊乱、横纹消失，甚至肌细胞坏死崩解，患者出现变态反应及全身中毒症状，高热、眼睑及面部水肿、呼吸困难和肌肉酸痛无力，尤以腓肠肌、肱二头肌明显。③幼虫移行至肺，损害肺毛细血管，产生局灶性或广泛性肺出血、肺水肿。④幼虫侵犯心肌引起心肌炎，可导致心力衰竭，为旋毛虫病死亡的主要病因之一。

（3）成囊期：指移行到横纹肌的幼虫形成囊包的阶段。轻症患者急性症状逐渐缓解，重症患者可发生恶病质、虚脱、心力衰竭，或并发肺炎、脑炎等，因毒血症、心肌炎而死亡。

五、病例分析

1. （1）本例为钩虫感染。

（2）患者在下地劳动以后，趾间与足背有钩蚴性皮炎，数日后消退。12d后当钩蚴经过肺部时产生了咳嗽等症状。20d以后虫体在肠道成熟又出现了黑便与贫血的症状。

（3）患者入院时疑为上消化道出血，在发现钩虫卵以后可与之鉴别。

（4）本病的防治在于：消灭病源；加强粪便管理，防止新鲜粪便施肥；加强个人防护，不要赤脚下田地劳动。

2. （1）该患者最可能感染了蛔虫。

（2）虫卵的检查：取患者粪便用直接涂片法检查到虫卵即可确诊。必要时用饱和盐水漂浮法、沉淀法或加藤厚涂片法检查，可提高检出率。成虫的检查：从患者呕吐物或粪便中检获成虫。

3. 根据病史和体征，初步诊断为右侧附睾炎。右侧睾丸鞘膜积液。经用青链霉素治疗 3d 后，临床症状、体征均恢复至正常。但广东潮阳系班氏丝虫病流行区，且血中嗜酸性粒细胞增高，需考虑患者的附睾炎等是否系由丝虫感染引起，需再于晚间 10 时后取周围血检查微丝蚴。如于厚血涂片中找到班氏微丝蚴，一周后应给患者用海群生治疗。

4. （1）旋毛虫病。

（2）生吃或半生吃含旋毛虫幼虫囊包的猪肉而感染。旋毛虫幼虫寄生于横纹肌中，引起患者全身肌肉酸痛；成虫寄生于人体小肠，引起相应的消化道症状。

（3）加强卫生宣传教育，严格执行肉类检疫制度；加强食品卫生管理，改变食生肉或半生肉的习惯；改善养猪方法，捕杀鼠类；治疗首选阿苯达唑、甲苯达唑。

第二节　吸虫纲

一、填空题

1. 华支睾吸虫　布氏姜片吸虫　卫氏并殖吸虫　斯氏狸殖吸虫　日本血吸虫

2. 华支睾吸虫卵　布氏姜片吸虫卵　卫氏并殖吸虫卵　日本血吸虫卵

3. 猫和犬

4. 肝胆管　胆汁

5. 毛蚴　胞蚴　雷蚴　尾蚴

6. 囊蚴

7. 肌肉

8. 华支睾吸虫、日本血吸虫

9. 检获虫卵

10. 生理盐水涂片法、改良加藤法、沉淀法

11. 不吃生的或半生的淡水鱼、虾

12. 吡喹酮

13. 人　猪　猪

14. 漏斗

15. 小肠　扁卷螺和水生植物

16. 布氏姜片吸虫

17. 虫卵　成虫

18. 胞蚴　母雷蚴　子雷蚴　尾蚴

19. 两个分支状睾丸

20. 华支睾吸虫　布氏姜片吸虫　卫氏并殖吸虫

21. 肺部　川卷螺　溪蟹　蝲蛄
22. 童虫
23. 粪便　痰
24. 卫氏并殖吸虫　斯氏狸殖吸虫
25. 卫氏并殖吸虫
26. 果子狸、猫或犬　囊蚴　非正常
27. 血吸虫尾蚴
28. 急性血吸虫病　慢性血吸虫病　晚期血吸虫病
29. 肝脏　结肠壁　粪便
30. 尾蚴　童虫　成虫　虫卵　虫卵
31. 母胞蚴　子胞蚴　尾蚴　尾蚴
32. 水网型　山丘型　湖沼型
33. 伴随免疫　成虫　童虫
34. 肝硬化　门静脉高压
35. 卫氏并殖吸虫　日本血吸虫　斯氏狸殖吸虫
36. 吡喹酮
37. 卫氏并殖吸虫　华支睾吸虫　日本血吸虫
38. 卫氏并殖吸虫病　斯氏狸殖吸虫病　日本血吸虫病
39. 华支睾吸虫病　卫氏并殖吸虫病　斯氏狸殖吸虫病　日本血吸虫病

二、单选题

1. D   2. E   3. D   4. C   5. B   6. D   7. D   8. A   9. C   10. D   11. C   12. E   13. A
14. E   15. E   16. D   17. C   18. C   19. E   20. A   21. D   22. E   23. E   24. B   25. D
26. A   27. A   28. D   29. C   30. E   31. D   32. D   33. D   34. E   35. C   36. D   37. D
38. C   39. C   40. B   41. E   42. B   43. B   44. D   45. D   46. C   47. B   48. C   49. C
50. C   51. D   52. E   53. C   54. E

三、名词解释

1. 伴随免疫：初次感染血吸虫后，体内活成虫产生特异性免疫，对已存在体内的活成虫不起作用，但可杀伤入侵的早期童虫，这种现象称伴随免疫。

2. 异位寄生：有些寄生虫在正常寄生部位以外的器官或组织内寄生称异位寄生。如卫氏并殖吸虫的童虫，寄生在人体的脑部。

3. 尾蚴性皮炎：又称稻田皮炎，指禽类或兽类血吸虫尾蚴（毛毕属或东毕属）侵入人体皮肤引起局部皮肤丘疹、荨麻疹、瘙痒等症状，属Ⅰ型和Ⅳ型变态反应性疾病。

四、问答题

1. 华支睾吸虫成虫寄生在人或哺乳动物的肝胆管内，虫卵随胆汁进入肠腔，随粪便排出体外。虫卵入水，被第一中间宿主淡水螺（赤豆螺、长角涵螺、纹沼螺等）吞食后，在螺消化道内孵出毛蚴，经胞蚴、雷蚴和尾蚴的发育、繁殖阶段。成熟尾蚴自螺体逸出，进入水中，遇到第二中间宿主淡水鱼、虾类，即钻入其皮下、肌肉等处，脱去尾部形成囊蚴。囊蚴被终宿主吞食后，在消化液的作用下，在十二指肠内脱囊为童虫。童虫经胆总管移行至肝胆管，也可经血管或穿过肠壁达到肝胆管内，发育为成虫。

2. 华支睾吸虫病的病原学诊断方法有：①粪便直接涂片法。由于华支睾吸虫卵小，此法易漏检。②加藤法。③粪便水洗沉淀法，检出率较高。④十二指肠引流法。因华支睾吸虫成虫寄生于人和哺乳动物肝胆管中，虫卵随胆汁流入十二指肠。用十二指肠引流法检出率高。此法常用于粪检阴性的患者。

3. 布氏姜片吸虫腹吸盘肌肉发达，吸附力强，造成被吸附的肠黏膜与其附近组织发生炎症反应，充血、水肿，严重者可引起出血、溃疡或脓肿。炎症部位可见细胞浸润。感染虫数较多时，虫体覆盖肠黏膜，影响宿主消化与吸收营养功能，导致营养不良和消化功能紊乱，大量感染时，虫体成团可引起肠梗阻。此外，虫体的代谢产物、分泌物可引起变态反应和嗜酸性粒细胞增多。

4. （1）虫卵沉积在肠组织，卵不断释放可溶性抗原，破坏肠组织，形成虫卵肉芽肿，其中心常坏死，出现嗜酸性脓肿，由于肠蠕动，腹内压力和血管内压力的作用，使脓肿向肠腔破溃，虫卵随坏死组织进入肠腔，虫卵随粪便排出体外。

　　（2）晚期血吸虫患者随着病程的发展，虫卵周围上皮样细胞、成纤维细胞增生，并产生胶原纤维，导致组织纤维化，瘢痕形成，肠壁增厚，虫卵无法排出。

5. （1）华支睾吸虫：华支睾吸虫成虫寄生于人或哺乳动物肝胆管，由于虫体在胆管中吸附、运动、吸食胆管上皮及其分泌物、代谢产物等，诱发变态反应，引起胆管内膜及胆管周围炎症反应，使胆管上皮增生，管壁增厚，管腔狭窄、阻塞，导致胆汁淤积，出现阻塞性黄疸和胆汁性肝硬变。

　　（2）日本血吸虫：日本血吸虫成虫寄生于肠系膜静脉与门静脉，产出的虫卵可随血流进入并沉积在肝脏。当虫卵发育成熟，卵内毛蚴分泌的可溶性抗原透过卵壳，释放到周围的组织中，继而出现一系列炎症反应，形成虫卵肉芽肿。随着病程的发展，虫卵周围出现上皮样细胞，成纤维细胞增生，使肉芽肿纤维化，重度感染、门静脉周围出现广泛的纤维化，导致典型的干线型肝硬化、门静脉高压等损害。

6. 可分三期：急性血吸虫病、慢性血吸虫病、晚期血吸虫病。

　　（1）急性血吸虫病：发热、咳嗽、腹痛、腹泻、黏液血便、肝脾大等。

（2）慢性血吸虫病：多数患者无明显的临床症状，或表现有腹痛、腹泻、黏液血便、肝脾大、消瘦和劳动力下降等。

（3）晚期血吸虫病：出现肝硬化、门静脉高压、巨脾、腹水、上消化道大出血和侏儒症等。

五、病例分析

1. （1）常累及全身多个器官，根据主要损伤部位可分为：胸肺型、脑型、肝型、皮肤型和亚临床型。如虫体寄生在肺部，X线检查可见游走性病变，临床表现为咳嗽、咳铁锈色痰、胸痛等。

    （2）判断依据：①右腰部有包块，质中等硬度无压痛；②嗜酸性粒细胞增高；③曾生食小石蟹；④肺部阴影形态、部位各异；⑤对流免疫电泳试验阳性。

    （3）吡喹酮，具有疗效高、毒性低、疗程短等优点。总剂量150mg/kg，分2d口服。

2. （1）甲肝不会引起肝炎性黄疸的反复发作；乙肝虽有可能，但此患者是一种发展很缓慢的疾病，血检时乙肝表面抗原是阴性；患者无饮酒史，可否定乙醇肝的可能性。

    （2）依据：①肝大在肋下2cm，轻度触痛；②嗜酸性粒细胞增高；③粪便检查有华支睾吸虫卵；④患者家乡有吃鱼生粥的习惯。

    （3）吡喹酮，最适剂量为每千克体重20~50mg，每日2次，2日治愈率达95%以上。

3. （1）日本血吸虫病急性期。

    （2）日本血吸虫病的诊断包括病原学诊断和免疫学诊断两大部分。因疑为急性期，故以病原学诊断为主，从粪便检查到虫卵或孵化出毛蚴即可确诊。

    （3）对患者应及时处理，包括对症治疗和病原治疗。对症治疗：由于患者有明显的发烧、"拉痢"、食欲不振等症状，应给予对症治疗。病原治疗：首选吡喹酮，是一种安全、有效、使用方便的治疗药物。

第三节　绦虫纲

一、填空题

1. 扁形　绦虫　圆叶　假叶

2. 小肠

3. 圆叶目

4. 幼节　成节　孕节

5. 球　吸盘　顶突　小钩

6. 成虫　牛带绦虫

7. 猪囊虫　囊尾蚴

8. 链状带绦虫　肥胖带绦虫

9. 自体内感染　自体外感染　异体感染

10. 肛门　透明胶纸法　肛门拭子法

11. 角皮层　生发层

12. 原头蚴　生发囊　子囊　生发层碎片

13. 犬　狼　人　食草

14. 幼虫　泡球蚴　终宿主　中间宿主

15. 剑水蚤

16. 小肠

17. 似囊尾蚴　成虫

18. 中间宿主

19. 虫卵

20. 指　吸槽

21. 原尾蚴　钩球蚴　裂头蚴

22. 带绦虫

23. 链状带绦虫

24. 虫卵

25. 微小膜壳绦虫

26. 牛囊尾蚴

27. 人　牛

28. 猪囊尾蚴　裂头蚴　棘球蚴

二、单选题

1. C　2. A　3. D　4. C　5. B　6. E　7. C　8. C　9. C　10. B　11. D　12. E　13. A
14. E　15. D　16. C　17. D　18. B　19. B　20. D　21. D　22. E　23. A　24. E　25. E

三、名词解释

1. 中绦期：绦虫的幼虫在中间宿主体内发育的各期形态统称为中绦期。各种绦虫中绦期名称及结构都不同。如圆叶目有囊尾蚴、似囊尾蚴、棘球蚴、泡球蚴，而假叶目有原尾蚴、裂头蚴。

2. 囊尾蚴：链状带绦虫和肥胖带绦虫在中间宿主体内的幼虫期称为囊尾蚴。链状带绦虫的囊尾蚴称猪囊尾蚴，多寄生在人和猪的皮下、肌肉、脑等组织，引起猪囊虫病；肥胖带绦虫的囊尾蚴称牛囊尾蚴，寄生在牛的肌肉等组织中。

3. 棘球蚴砂：是细粒棘球绦虫幼虫棘球蚴囊液中的有形物质，统称为棘球蚴砂。包括原头蚴、生发囊、子囊和脱落的生发层碎片等物质。

4. 似囊尾蚴：是微小膜壳绦虫、缩小膜壳绦虫等绦虫在中间宿主（节肢动物）体内寄生的幼虫阶段。虫体乳白色，为一小型囊状体，大小为 0.13~0.4mm，前端有很小的囊腔和相对较大的内翻头节，头节上有 4 个吸盘、顶突、小钩。后端为一实心带小钩的尾状结构。在终宿主小肠内，头节翻出，发育为一条成虫。

5. 泡球蚴病：由多房棘球蚴绦虫的幼虫泡球蚴寄生于人体引起的疾病。人误食多房棘球绦虫卵后，虫卵中六钩蚴在小肠孵出，随血流到达肝、肺、脑等组织。泡球蚴病主要发生在肝脏，呈弥漫性浸润生长。由无数很小的囊泡相互连接聚集而成，囊壁具有角皮层和生发层，前者常不完整。人体感染的球泡蚴内原头蚴较少，囊泡内含胶状物质。由于泡球蚴没有完整的纤维被膜，使囊泡向周围组织侵蚀，产生慢性肝炎的症状；肝大，肝区压痛，坠胀感。常因组织坏死、液化而形成空腔。可出现巨块型、弥漫形或混合型泡球蚴，触有包块，酷似肝癌。若随血流至肺和脑等，则可引起相应的呼吸道及神经系统症状如咯血、气胸、癫痫和偏瘫等。

6. 继发性棘球蚴病：人体内寄生的棘球蚴在外力、内力的作用下破裂或自行破裂，囊内容物中的囊液和棘球蚴砂外溢，释放出的原头蚴、生发囊在周围或随血到远端组织内发育成新的棘球蚴，引起继发性棘球蚴病。

7. 囊虫病：人误食了链状带绦虫的虫卵后，虫卵中六钩蚴在小肠中孵出，随血流到人全身各组织发育为囊尾蚴。囊尾蚴压迫周围组织和囊液外渗均可引起临床症状，即为囊虫病。囊虫病对人的危害根据其寄生部位不同而产生的症状不同。常见的有皮下肌肉囊虫病、脑囊虫病和眼囊虫病。寄生于皮下肌肉时，引起肌肉酸痛、皮下结节等病证；寄生于脑组织，则引起头痛、头晕、癫痫等，严重时会引起患者昏迷、死亡；寄生于眼底部会引起视物模糊、头痛、头晕，严重时会引起失明。

四、问答题

1. 链状带绦虫与肥胖带绦虫生活史的异同点有以下几条。

（1）两种带绦虫生活史的相同点：①终宿主相同。两种带绦虫的成虫均寄生于人，人是终宿主。②成虫的寄生部位相同。两种绦虫的成虫均寄生于人的小肠内。③感染途径和方式相同。两种绦虫都是经口感染。④感染阶段均有囊尾蚴阶段。⑤生活史的发育阶段和过程相同。发育阶段都包括卵、六钩蚴、囊尾蚴、成虫，都需要中间宿主，同是生物源性蠕虫。

（2）两种带绦虫生活史的不同点：①中间宿主不同。链状带绦虫的中间宿主是人或猪，肥胖带绦虫的中间宿主是牛。②感染阶段不完全相同。链状带绦虫可使人感染绦虫病和囊虫病，绦虫病和囊虫病的感染阶段分别是囊尾蚴和虫卵；肥胖带绦虫仅能引起绦虫病，感染阶段为囊尾蚴。③孕节排出方式不同。链状带绦虫的孕节多随粪便排出，而肥胖带绦虫的孕节可从肛门自动爬出。

2. 因为患者体内有绦虫时，可自体感染，如：①患者体内有链状带绦虫成虫寄生。当患者消化功能紊乱时，出现胃肠逆蠕动，将脱落的孕节或虫卵反入胃内，在消化液作用下六钩蚴孵出，随血流可至全身各组织，引起自体内感染囊虫。②猪带绦虫患者排出的虫卵可经肛—手—口途径，或经污染的食物或水而自身感染。所以，患者体内有囊虫时，首先要查清是否患有绦虫病，如有猪带绦虫成虫寄生，应先驱绦、后灭囊，以免发生自体感染。

3. （1）流行因素：①生食或半生食猪肉。有些地区有烧烤猪肉和食生肉的习惯，或喜吃腌肉、熏肉，这些方法都不能杀死猪肉内的囊尾蚴，会造成绦虫感染。②厨具污染。使用同一砧板、刀具切生肉和直接入口的食品，易造成交叉污染而感染人。③猪的饲养方法不当。河北等地习惯将猪圈与人厕所建在一起，即"连茅圈"，导致猪以人粪便为食，猪有机会食入人粪中虫卵而感染囊尾蚴。④粪便管理不当。许多农村卫生条件很差，人粪污染环境、水源、瓜果、蔬菜，以及施生肥，人容易误食虫卵，患囊虫病。

（2）防治措施：①改变不良饮食习惯，注意饮食卫生，不吃生的或未煮熟的猪肉，切生、熟食的砧板和刀具要分开，饭前便后要洗手。②加强粪便管理，以免虫卵污染环境。③改进养猪方法，提倡圈养，不使用连茅圈，以防猪食入虫卵。④加强肉类检疫。防止人误食米猪肉造成感染。⑤治疗患者，消除传染源：南瓜子槟榔合剂、灭涤灵驱除成虫。吡喹酮、阿苯达唑对绦虫和囊虫病均有较好的效果。

4. 细粒棘球绦虫的成虫寄生在终宿主犬、狼等肉食动物的小肠，肠内的成虫脱落孕节，孕节或卵随粪便排出体外，污染水源或草地。中间宿主人或牛、羊、骆驼等偶蹄类食草动物误食孕节或卵，虫卵在小肠内孵出六钩蚴，钻入肠壁血管，随血流至肝、肺、脑等组织器官，经5个月左右发育为棘球蚴，终宿主犬、狼等肉食动物若食入含有棘球蚴的食草动物内脏，棘球蚴内含有数以万计的原头蚴，每个原头蚴可发育为一条成虫。犬、狼等动物小肠内会有大量成虫寄生，并从肠道排出孕节和虫卵，污染环境，若不注意环境、个人和饮食卫生可引起此病的流行。

5. 包虫病是由于人误食虫卵后，虫卵在人的消化道孵出六钩蚴，六钩蚴随血流进入肝、肺、脑等组织形成棘球蚴。由于棘球蚴发育缓慢，每年长1~5cm，所以儿童感染成年才会发病。棘球蚴在人体可存活40年之久。

（1）棘球蚴的致病主要以机械性压迫为主。棘球蚴逐年生长使周围组织受压，以致周围组织细胞萎缩、坏死。70%左右的棘球蚴生长在肝脏，肝区会有压痛感、坠胀、上腹部饱胀、食欲不振。还可出现胆囊炎、胆管炎、黄疸。寄生在肺部可出现呼吸急促、胸痛、咳嗽等。寄生于脑部会引起颅内压升高、头痛、恶心、呕吐、抽风等症状。寄生浅表的棘球蚴会形成包块。

（2）棘球蚴在人体寄生时，在外力或内力的作用下可破裂，囊液逸出，被人体吸收。囊液内含有多种蛋白质、糖类等物质，可作为人体强烈的过敏原引起过敏反应，甚至休克死亡。

（3）囊破裂释放出的原头蚴、育囊可在周围组织或随血流到肺、脑等组织器官，发育为新的棘球蚴，引起继发性感染。

6. 犬科动物可作为细粒棘球绦虫、多房棘球绦虫、犬复孔绦虫、曼氏迭宫绦虫和阔节裂头绦虫的终宿主或保虫宿主，在绦虫病的流行过程中起着重要的传染源作用。

（1）犬科动物是细粒棘球绦虫、多房棘球绦虫病的终宿主，成虫寄生在肠腔内，孕节或虫卵从粪便排出，污染牧草、水源及环境，食草动物食入虫卵，虫卵在人的小肠内孵出六钩蚴，钻入肠壁血管，随血流至肝、肺、脑等组织器官，经5个月左右发育为棘球蚴或泡球蚴。犬食入含棘球蚴的内脏，引起犬的感染，造成此病的流行。

（2）犬科动物是曼氏迭宫绦虫或阔节裂头绦虫的终宿主，成虫寄生在肠腔内，虫卵随粪便排出，卵入水，孵出钩球蚴，被第一中间宿主剑水蚤吞食，在其体内发育为原尾蚴。再被第二中间宿主或转续宿主吞食，在各组织的肌肉发育为裂头蚴，犬科动物食入含裂头蚴的蛙、蛇、鸟、鱼肉，裂头蚴在小肠内发育为成虫，虫卵随粪便排出，造成此病的流行。所以，犬科动物作为这些绦虫的终宿主，在其流行病学中起着非常重要的作用。在流行区，应加强对犬的管理，杜绝用病畜脏器喂犬，或抛弃让狼、狐等野生动物吞食。定期给犬驱虫，对犬粪应做无害化处理。这样，就可有效地控制传染源，减少这些绦虫病的流行。

7. 曼氏迭宫绦虫成虫寄生在猫、犬、虎、豹等肉食动物的小肠，偶寄生于人。卵随终宿主粪便排出后，需在水中发育。在适宜条件下，卵在水中经3~5周，孵出钩球蚴。钩球蚴在水中被第一中间宿主剑水蚤吞食后，在剑水蚤血腔内发育为原尾蚴。含原尾蚴的剑水蚤被第二中间宿主蝌蚪吞食，当蝌蚪发育成蛙时，裂头蚴移居到蛙的肌肉，以腿部最多。受感染的蛙如被蛇、鸟、兽等非正常宿主吞食，裂头蚴穿过该动物的肠壁进入腹腔，移行至身体各部，仍停滞在裂头蚴阶段。人食入含有裂头蚴的第二中间宿主或转续宿主，裂头蚴移行至人的皮下、肌肉等组织寄生，引起裂头蚴病，使寄生的组织坏死，形成嗜酸性脓肿及肉芽肿。而犬、猫等动物捕食含裂头蚴的第二中间宿主或转续宿主，裂头蚴在小肠内发育为成虫。成虫脱落孕节，孕节或卵随终宿主粪便排出体外，污染水环境，造成此病的流行。

8. （1）异体感染：①人或鼠误食了含似囊尾蚴的中间宿主蚤类的幼虫、面粉甲虫或赤拟谷盗，在其小肠似囊尾蚴的头节翻出，发育为成虫。②人或鼠误食了虫卵，虫卵在小肠孵出六钩蚴，六钩蚴钻入肠绒毛发育为似囊尾蚴，似囊尾蚴返回肠腔，发育为成虫。

（2）自体外感染：人或鼠体内寄生的虫体，其孕节脱落，孕节及虫卵随粪便排出体外，又被自体误食而造成的感染为自体外感染。

（3）自体内感染：人或鼠体内寄生的虫体，孕节或虫卵在小肠内滞留，卵即孵出六钩蚴，钻入肠绒毛膜内，发育为似囊尾蚴，又返回肠腔，发育为成虫。造成自体内重复感染。这种感染无须中间宿主。

五、病例分析

1. （1）临床症状和检查结果表明，患者很可能患棘球蚴病。根据患者在棘球蚴病流行区劳动的历史，皮内试验是阳性，患者是棘球蚴病是无疑的，很可能是在西北劳动时感染的。

   （2）患者是通过与该虫终宿主犬接触误食了细粒棘球绦虫卵而感染的。

   （3）各钙化的囊一般是安全的囊，肝扫描并不能显示未钙化囊。所以最好是定期连续观察，且应注意防止撞击性运动。阿苯达唑（丙硫咪唑）治疗可杀幼虫，可以在外科手术前应用。

   （4）要治疗病犬、消灭传染源，因犬类中含大量的细粒棘球绦虫卵，防止犬吃未熟的兽类的脏器。

2. （1）入院时仅发现了乳房包块，忽略了裂头蚴病典型的游走性皮下包块，以致误诊为乳腺癌。

   （2）在手术发现虫体后，追问病史时才发现，患者是于7年前按民间方法吞食生青蛙治疗关节炎而受到感染。

   （3）预防本病主要是不喝生水和不吃生蛙，也不用蛙、蛇肉等敷贴皮肤。

3. （1）该患者是猪带绦虫病。因为孕节经注射墨汁检查后，发现孕节内子宫分支数10~12支。若是牛带绦虫，孕节内子宫分支数则是15~30支。

   （2）该患者身体健康，就诊前只发现一些轻微的消化道症状，而且体检均为正常，因此不需要住院治疗。但必须尽快用药（常用药为槟榔南瓜子合剂）驱除虫体，以免通过自体内、外感染而并发囊尾蚴病。

第三章　医学原虫

第一节　叶足虫纲

一、填空题

1. 细胞膜　细胞质　细胞核

2. 伪足运动　鞭毛运动　纤毛运动

3. 配子生殖　结合生殖　二分裂生殖　多分裂生殖　出芽生殖

4. 刚地弓形虫　卡氏肺孢子虫　隐孢子虫

5. 溶组织内阿米巴　结肠内阿米巴　哈氏内阿米巴　布氏嗜碘阿米巴　微小内蜒阿米巴

6. 内质　外质

7. 1~2　拟染色体　糖原泡

8. 四

9. 包囊　带囊者　慢性患者

10. 肠腔型滋养体　组织型滋养体

11. 滋养体

12. 核仁　核周染粒

13. 核　拟染色体　糖原泡

14. 死亡　无传播作用

15. 滋养体

16. 滋养体　肠阿米巴病　肠外阿米巴病

17. 间歇性

18. 世界性　卫生状况

19. 成熟包囊　滋养体　二分裂　结肠

二、单选题

1. A　2. A　3. B　4. C　5. D　6. B　7. E　8. E　9. B　10. E　11. A　12. C　13. B
14. C　15. B　16. A　17. E　18. D　19. A　20. E　21. A　22. B　23. C　24. E　25. D

三、名词解释

1. 隐性感染：人体感染某些寄生虫后，无临床表现，也不易用常规方法检出病原体，这种寄生现象称隐性感染。如免疫功能正常的人感染弓形虫，多属隐性感染。

2. 世代交替：在寄生虫的生活史中，既有有性生殖，又有无性生殖，两者交替出现的现象，称为世代交替。

3. 肠外阿米巴病：患者肠壁内溶组织内阿米巴滋养体侵入静脉，随血流到肝脏、肺、脑等组织，大量繁殖并破坏溶解组织，形成肝脓肿、肺脓肿、脑脓肿等称为肠外阿米巴病。肺脓肿只有少数是因血液循环导致的，多数是由肝脓肿内滋养体穿破横膈、经胸腔侵入肺而引起。

四、问答题

1. 医学原虫的生活史类型有以下3种。

（1）人间传播型：完成生活史只需要一种宿主，通过接触或传播媒介的机械性携带而传播。如溶组织内阿米巴。

（2）人与动物间传播型：生活史中需一种以上脊椎动物作为宿主。如弓形虫生活史中终宿主是猫，中间宿主是人或鼠等。

（3）虫媒传播型：完成生活史需要在吸血昆虫体内发育和/或增殖至感染阶段。如杜氏利什曼原虫完成生活史，需要在白蛉体内发育增殖后，通过叮咬注入人体。

2. 急性阿米巴痢疾的致病机制为溶组织内阿米巴滋养体接触并黏附于肠黏膜，释放穿孔蛋白等细胞致病因子和蛋白水解酶，破坏和溶解肠黏膜细胞，吞噬和降解这些靶细胞和红细胞。早期病变主要在浅表的肠黏膜层，病灶区很小。随后滋养体大量繁殖，并可穿破黏膜肌层，在疏松的黏膜下层繁殖扩展，溶解破坏组织，形成口小底大的烧瓶样溃疡，为其典型病变。

3. 诊断急性阿米巴痢疾，挑取患者少许黏液血便，用生理盐水涂片法检查活动的滋养体，如发现吞噬红细胞的滋养体，即可确诊为阿米巴痢疾。检查时应注意：

（1）送检粪便必须新鲜、及时，并注意保暖。

（2）取材容器必须洁净，其内不能有化学药品或与粪尿相混。

4. 人体感染溶组织内阿米巴大多数呈现带囊状态的原因在于：

（1）溶组织内阿米巴感染后能否致病与虫株毒力、肠道环境因素和宿主的全身或局部的免疫功能状态有关。四核包囊被人食入后，基本过程是包囊→肠腔型滋养体→包囊，所以患者多呈带囊状态。当人体免疫力下降，以及肠壁局部发生损伤或肠功能紊乱时，滋养体才侵入肠壁组织引起阿米巴痢疾，甚至进而随血流或直接播散到其他器官引起肠外阿米巴病。

（2）以往将不致病的迪斯帕内阿米巴也归于溶组织内阿米巴。

五、病例分析

1. （1）阿米巴肝脓肿。

（2）阿米巴肝脓肿多发生在肝右叶，一般情况下呈亚急性发展而伴有弛张热等全身症状，与活动性肺结核十分相似；位于浅表的较大型脓肿，其炎性浸润常可累及横膈乃至上行引起肺底部的炎症反应，在未发现肝区病灶以前是很容易与结核病或结核性胸膜炎相混的。

（3）本病例支持阿米巴肝脓肿诊断的依据有：①有接触史（饮生水）；②有痢疾史（结肠原发病灶）；③肝区进行性炎症；④肝区占位性囊肿病灶，并见液平；⑤对抗虫治疗反应良好。

（4）首选药物应是甲硝咪唑（商品名为灭滴灵）。该药药效迅速，副作用低，但到达结肠腔内的浓度偏低。鉴于患者曾有痢疾史，应于肝脓肿基本康复后再用一个疗程的喹碘方类药，以杀灭肠腔内可能存在的共栖型滋养体，铲除原发病灶，达到根治的目的。

第二节 鞭毛虫纲

一、填空题

1. 二分裂繁殖

2. 杜氏利什曼原虫　热带利什曼原虫　硕大利什曼原虫　埃塞俄比亚利什曼原虫　巴西利什曼原虫　墨西哥利什曼原虫　秘鲁利什曼原虫

3. 无鞭毛体　前鞭毛体

4. 前鞭毛体

5. 梭形　细胞核　动基体

6. 鞭毛

7. 3~5个月或更长

8. 皮肤型　淋巴结型

9. 皮肤活组织检查

10. 患者　病犬

11. 人源型　犬源型　自然疫源型

12. 传病白蛉

13. 葡萄糖酸锑钠　戊烷脒

14. 椭圆形　两　四

15. 梨　四　吸器

16. 胆囊炎　胆管炎

17. 旅游者腹泻

18. 滋养体

19. 包囊

20. 间歇性　三

21. 滋养体

22. 带虫者

23. 泡沫

24. 滋养体

25. 鞭毛　波动膜

26. 滋养体　口

27. 条件性　不致病　腹痛和腹泻

28. 滋养体　强

29. 蓝氏贾第鞭毛虫　人毛滴虫

二、单选题

1. B 2. C 3. A 4. D 5. E 6. B 7. C 8. A 9. B 10. D 11. C 12. A 13. C
14. B 15. E 16. D 17. A 18. C 19. D 20. D 21. C 22. E 23. A 24. D 25. A
26. E 27. D 28. A 29. E 30. D 31. D 32. B 33. A 34. B 35. A 36. E 37. A

三、名词解释

1. 杜氏利什曼原虫无鞭毛体：寄生于人体的肝、脾、骨髓、淋巴结等全身组织器官的单核巨噬细胞内，椭圆形虫体内可见圆形细胞核、杆状动基体和点状基体，为黑热病的致病阶段。

2. 旅游者腹泻：蓝氏贾第鞭毛虫滋养体主要寄生于人体的小肠上部，引起腹痛、腹泻和吸收不良等症状，此病在旅游者中多见，故称旅游者腹泻。

四、问答题

1. 杜氏利什曼原虫生活史：该寄生虫需要节肢动物白蛉和人或哺乳动物两个宿主。

   （1）在白蛉体内的发育：当雌性白蛉叮刺患者或感染哺乳动物时，血液或皮肤内含无鞭毛体的单核巨噬细胞被吸入其消化道。经3~4天后发育成熟为梭形前鞭毛体，同时以纵二分裂法繁殖，并集中在白蛉的口腔和喙。

   （2）在人体内的发育：当感染前鞭毛体的白蛉叮咬健康人或哺乳动物时，虫体随白蛉的唾液注入宿主体内，一部分前鞭毛体被破坏，一部分进入巨噬细胞内形成纳虫空泡。虫体在此形成无鞭毛体，以二分裂方式繁殖，虫体大量增加，导致巨噬细胞破裂，释放出的无鞭毛体又可进入附近的巨噬细胞。并可随巨噬细胞到达全身，特别是在肝、脾、骨髓和淋巴结等富含巨噬细胞的组织、器官。杜氏利什曼原虫造成人体全血细胞减少和肝、脾、淋巴结肿大。

2. 黑热病患者贫血的机制：

   （1）脾脏肿大可引起脾功能亢进，血细胞在脾内大量被破坏，血液内红细胞、白细胞及血小板都减少。

   （2）骨髓有巨噬细胞浸润，影响骨髓的造血功能。

   （3）免疫溶血。①患者的红细胞表面附有杜氏利什曼原虫的抗原。②虫体代谢产物中有1~2种抗原与人的红细胞抗原相同。杜氏利什曼原虫诱导人体产生的抗体可与红细胞结合，在补体参与下溶解红细胞。

3. 黑热病的病原学诊断方法：

   （1）穿刺检查：包括骨髓穿刺和淋巴结穿刺。将穿刺物涂片、染色、镜检。临床上常用骨髓穿刺，其中髂骨穿刺简便、安全，检出率较高。淋巴结穿刺的检出率略低。

   （2）动物接种和体外培养法：如果虫体数量少，涂片不易发现时，可将穿刺物接种于动物（如地鼠等）腹腔，1~2个月后取动物肝、脾做印片、切片或涂片查无鞭毛体；或将穿刺物接种于 NNN 培养基，在 25℃温箱培养 1 周后查前鞭毛体，这些方法可提高检出率。

（3）皮肤活组织检查：对疑似皮肤型黑热病的患者可从结节处刮取少许组织液，涂片、染色，检查无鞭毛体。

4. 阴道毛滴虫的防治原则：

（1）及时治疗感染者及带虫者，消除传染源。常用甲硝唑（灭滴灵）治疗。

（2）定期对女性进行普查，反复感染的女性应注意男性配偶的检查和治疗。

（3）注意个人卫生和公共卫生，提倡使用蹲式厕所和淋浴。

五、病例分析

1. （1）本病诊断为利什曼病，诊断依据：①宁夏为利什曼病散发区，患者在林区工作，此类地区存在传染源和媒介白蛉；②有发热、肝脾肿大、淋巴结肿大、贫血、牙龈出血、清蛋白与球蛋白比例倒置等症状和体征；③髂骨穿刺和淋巴结穿刺检查到同一种寄生虫；④用葡萄糖酸锑钠和戊烷脒治疗效果好。

（2）本病的发热、肝脾及淋巴结肿大、贫血等病证易与疟疾、弓形虫病、日本血吸虫病等寄生虫病相混淆，主要鉴别方法是：①病原接触史；②病原学检查（主要的鉴别依据）；③诊断性治疗，利什曼病、疟疾、弓形虫病、日本血吸虫病各有不同的特效药；④流行区不同，可与日本血吸虫病相区别。

（3）利什曼病用葡萄糖酸锑钠效果好，但有少数患者容易出现抗药性（抗锑），使病情反复，这时改用戊胱脒等都可获得较好疗效。

（4）利什曼病痊愈后，宿主机体抗感染免疫保护性作用能维持很长时间，可获终生免疫，一般不会再次感染。

2. （1）滴虫性阴道炎。

（2）患者系农民，当地环境卫生及个人卫生条件均差，轻易获得滴虫传染，工作劳累后促使阴道炎症加重，其丈夫更可能是传染源，促成反复迁延。

（3）细菌性阴道炎和滴虫性阴道炎均可引起白带增多，有气味，局部瘙痒，且两者常同时存在。但两者单纯感染引起的白带性状不同：滴虫性阴道炎呈泡沫状；细菌性阴道炎的白带则较黏稠，略带黄色。

（4）①应用药物治疗，甲硝咪唑（灭滴灵），口服与坐药并用；②配偶同时药物治疗；③加强个人卫生，沐浴、厕具用品注意隔离；④改坐厕为蹲厕。

（5）患者回乡探亲后，可从其配偶重新获得感染，即通常所谓的乒乓感染。

第三节　孢子虫纲

一、填空题

1. 速发型子孢子　迟发型子孢子

2. 潜伏期

3. 环状体　滋养体　裂殖体　裂殖子

4. 间日　恶性　三日　卵形

5. 48

6. 寒战　发热　出汗退热

7. 发作　贫血　脾大

8. 红内期　红外期　配子体形成

9. 恶性　间日

10. 再燃

11. 治疗患者（包括带虫者）　防蚊和灭蚊　保护健康人群

12. 红内期　红外期和配子体

13. 间日疟原虫　恶性疟原虫　卵形疟原虫　三日疟原虫

14. 种　株　期（阶段）

15. 恶性　三日

16. 疟疾休止期

17. 先天性弓形虫病　获得性弓形虫病

18. 淋巴结肿大

19. 隐性　急性弓形虫病

20. 速殖子　缓殖子

21. 胎盘

22. 裂体生殖　配子生殖　孢子生殖　消化道上皮

23. 患者　带虫者　病畜

24. 腹泻

25. 婴儿型（或流行型）　成人型（或散发型）

26. 免疫抑制剂

27. 包囊

28. 间质性浆细胞性

二、单选题

1. B　2. B　3. D　4. D　5. C　6. A　7. C　8. A　9. E　10. D　11. B　12. B　13. D
14. B　15. C　16. C　17. A　18. B　19. B　20. D　21. A　22. E　23. E　24. A　25. C
26. A　27. A　28. B　29. A　30. E　31. A　32. A　33. E　34. A　35. D　36. E　37. B
38. E　39. A　40. B　41. A　42. D　43. C　44. A　45. E　46. E　47. D

三、名词解释

1. 疟原虫红外期：疟原虫子孢子随蚊唾液进入人体，侵入肝细胞，疟原虫在肝细胞内的发育、增殖过程叫红细胞外期，简称红外期。四种疟原虫在肝细胞内均进行裂体增殖过程，但发育时间因种而异。间日疟原虫不同地理株的红外期发育时间不完全相同，可能与两种类型子孢子有关。速发型子孢子进入肝细胞后迅速发育繁殖，红外期所需时间短；而迟发型子孢子进入肝细胞后，呈休眠状态，休眠体复苏后才进行裂体增殖，红外期所需时间长。

2. 疟原虫红内期：疟原虫在红细胞内进行裂体增殖的发育过程叫红细胞内期，简称红内期。疟原虫红细胞内裂体增殖周期为环状体—滋养体—裂殖体—裂殖子—环状体，其裂体增殖周期因种有所不同，间日疟原虫的红内期为48小时、恶性疟原虫为36~48小时、三日疟原虫为72小时、卵形疟原虫为48小时。

3. 再燃：急性疟疾患者由于治疗不彻底或机体产生了免疫力，大部分红细胞内疟原虫被杀死，疟疾发作停止。在无新感染的情况下，由于残存在红细胞内的少量疟原虫大量繁殖，再次引起的发作称为再燃。四种疟原虫都可引起再燃。

4. 复发：经过抗疟治疗或免疫作用，杀灭所有红内期疟原虫，疟疾发作停止。在无新感染的情况下，由于肝细胞内迟发型子孢子形成的休眠体复苏，进行裂体增殖产生的裂殖子，侵入红细胞内发育，引起的发作称为复发。只有间日疟原虫和卵形疟原虫可引起复发。

5. 带虫免疫：人体感染某些原虫（疟原虫、弓形虫）后，产生一定的保护性免疫力，这种免疫力可杀伤体内大部分原虫，导致临床痊愈，但还不能彻底消灭，体内仍存有少量原虫，并对再感染的原虫有一定的抵抗力，无虫体免疫力消失，这种免疫现象称带虫免疫。如疟原虫感染产生的免疫现象。

6. 刚地弓形虫速殖子：弓形虫侵入宿主的有核细胞内，进行分裂繁殖，在细胞内形成有数个至十多个虫体的集合体，由宿主细胞膜包绕，其内的虫体繁殖速度快，称为速殖子。

7. 刚地弓形虫包囊：当宿主的免疫力增强时，弓形虫繁殖减慢，虫体外面形成一层有弹性的囊壁，形成了包囊，其内含数个或数千个虫体，繁殖速度慢，称为缓殖子。

四、问答题

1. 红细胞内成熟裂殖体胀破被寄生的红细胞，释放出裂殖子、疟原虫代谢产物、红细胞碎片和变性的血红蛋白等一起进入血流，其中相当一部分可被巨噬细胞和多形核白细胞吞噬，刺激这些细胞产生内源性热原质，与疟原虫代谢产物共同作用于下丘脑体温调节中枢，引起体温调节的紊乱而发热。

（1）退热原因：体温升高数小时后，血液中致病物质已被吞噬、降解，内源性热原质不再产生，刺激体温调节中枢的因素消失了，于是体温调节逐渐恢复正常，机体通过大量出汗，使体温迅速下降，恢复正常。

（2）发作的周期性原因：红内期成熟裂殖体胀破被寄生的红细胞，裂殖子逸出，侵入新的红细胞，继续在红细胞内发育，经过环状体—滋养体—裂殖体的裂体增殖过程，再胀破红细胞，又再度引起发作，以后每完成一次红内期裂体增殖过程，就发作一次，如此循环，形成典型的发作周期性。疟原虫发作周期与疟原虫红内期裂体增殖所需要的时间一致。间日疟原虫、恶性疟原虫和三日疟原虫红细胞内裂体增殖周期分别为48小时、36~48小时、72小时，故分别于48小时、36~48小时、72小时发作一次。

2. 疟原虫引起贫血的原因如下：

（1）疟原虫直接大量破坏红细胞，疟原虫每完成一次裂体增殖过程，就要破坏大量的红细胞。以恶性疟原虫破坏的红细胞最多，贫血最为严重，这是由于发作时恶性疟原虫数量较多，并可侵犯各时期的红细胞所致。而间日疟原虫和三日疟原虫分别仅侵犯网织红细胞和衰老的红细胞。

（2）疟原虫感染可造成脾大，引起脾功能亢进，脾脏巨噬细胞大量增加，吞噬能力增强，大量吞噬被疟原虫感染的红细胞和正常的红细胞。

（3）免疫溶血如疟原虫黏附在红细胞膜上，抗原抗体复合物激活补体，溶解红细胞；疟原虫感染的红细胞隐蔽抗原暴露，刺激机体产生抗红细胞的自身抗体（IgM），导致红细胞溶解破坏。

（4）骨髓造血功能受到抑制，骨髓中红细胞生成障碍，加重贫血。

3. ①疟原虫及其代谢产物刺激巨噬细胞增生；②疟原虫代谢产物刺激肝脾充血；③疟疾反复发作，纤维组织增生。

4. 由疟原虫子孢子侵入人体到疟疾发作之前所需时间称为疟疾的潜伏期。包括子孢子侵入肝细胞进行红外期的发育时间和数代红细胞内裂体增殖所需时间的总和。潜伏期长短主要取决于疟原虫的种、株的生物学特性。

5. 取患者末梢血，制备厚、薄血涂片，用瑞氏或姬氏染色，油镜观察。血涂片中可见间日疟原虫、三日疟原虫、卵形疟原虫，每种疟原虫均可见环状体、滋养体、裂殖体和配子体，恶性疟原虫可见环状体和配子体。

6. 薄血涂片中疟原虫形态典型，易辨认，但诊断时发现疟原虫较难，费时间，易漏诊。厚血涂片上发现疟原虫容易，省时间，但疟原虫形态不典型，不易辨认。

7. 免疫功能缺陷或低下者主要可引起弓形虫病、卡氏肺孢子虫病和隐孢子虫病。

（1）此三种病的严重程度：①弓形虫感染免疫功能缺陷或低下者，滋养体侵入有核细胞后迅速发育、繁殖，导致细胞破裂，逸出的滋养体再侵入新的细胞，破坏新的细胞，刺激淋巴细胞、巨噬细胞浸润，导致组织的急性炎症和坏死。②卡氏肺孢子虫感染免疫功能缺陷或低下者，新侵入的或潜伏存在的虫体大量繁殖，引起临床症状（发热、干咳、呼吸困难、发绀等），病死率极高。③隐孢子虫感染免疫功能缺陷或低下者，虫体发育和繁殖速度快，发病急，症状明显，多出现持续性霍乱样水泻，可造成死亡。

（2）病原学诊断：①弓形虫病的病原学诊断方法有：A. 涂片染色。取急性期患者体液、脑脊液、羊水、胸腔积液，经离心后，取沉淀物涂片；或取血液和骨髓涂片；或采用活组织穿刺物涂片，经姬氏染色后，镜检弓形虫滋养体。B. 动物接种法：从患者获取的上述材料，腹腔接种小鼠，盲传2~3代，从小鼠腹腔渗出液中查滋养体。②卡氏肺孢子虫病的病原学诊断方法：主要以检查包囊为确诊依据。检查方法有：A. 痰液或支气管分泌物涂片、姬氏染色镜检包囊，但阳性率低。应用支气管冲洗术可提高检出率。B. 经支气管镜肺活检、皮穿刺肺活检或开胸肺活检，这些方法虽可靠，但对患者损伤大。③隐孢子虫病的病原学诊断方法：从粪便中检查卵囊确诊。检查方法多用粪便直接涂片染色法，如金胺-酚染色法、改良抗酸染色法和金胺酚-改良抗酸复染法。为提高阳性率可采用蔗糖漂浮法或福尔马林-醋酸乙酯沉淀法浓集卵囊，也可用单克隆抗体染色法鉴别卵囊。

8. 刚地弓形虫感染普遍的原因在于：

（1）猫为弓形虫的终宿主，与养猫关系很大。

（2）弓形虫感染阶段多，如卵囊、包囊、假包囊、滋养体，所以感染人体的机会多。

（3）弓形虫对中间宿主和寄生的组织细胞选择性不强，人和动物都能感染，任何有核细胞都能寄生。

（4）弓形虫可在终宿主之间、中间宿主之间，以及终宿主与中间宿主之间传播，相互感染。

（5）包囊在中间宿主组织内存活时间长，卵囊和包囊对外界抵抗力强。

（6）感染方式简单，人体感染主要与饮食习惯和接触动物有关。

9. 人是刚地弓形虫的中间宿主，人群对弓形虫普遍易感，但弓形虫是机会致病寄生虫，所以，免疫功能正常的宿主感染弓形虫大多无明显症状，可不致病，为隐性感染。隐性感染转为急性弓形虫病的条件为先天性或后天免疫功能缺陷，以及免疫功能低下。如艾滋病以及长期使用激素和免疫抑制剂导致免疫功能低下者等。

五、病例分析

1. （1）该病诊断为弓形虫引起的中心性视网膜炎；脑膜脑炎；弓形虫肺炎。

   （2）患者死亡的原因主要是弓形虫致脑膜脑炎，加之肺部感染，终因呼吸衰竭而死亡。

   （3）弓形虫可寄生于人体各种类型的有核细胞内。一个假包囊内含10多个速殖子，一个包囊内含数百个缓殖子，假包囊和包囊破裂使速殖子或缓殖子散发并侵进新的有核细胞大量繁殖，机体免疫功能受损时，这种侵入－繁殖－侵入新细胞的现象造成恶性循环，使速殖子和缓殖子随血流到达眼、脑、肺、肝、脾、淋巴结等全身组织器官中寄生繁殖，造成炎性损害及组织坏死，以致引起上述症状。

2. （1）诊断为恶性疟疾、脑型疟疾。

   （2）患者10月上旬的症状、体征符合疟疾临床表现，加之血涂片中查到恶性疟原虫，且经抗虫治疗后症状很快消失，说明诊断为恶性疟是正确的。但患者只治疗3d即要求出院，11月下旬又出现类似症状，并有中枢神经系统症状，这些症状的出现很可能是由于上月治疗后没有把红细胞内疟原虫彻底清除，残留的少数疟原虫又出现大量增殖（再燃）而引起脑型疟。

   （3）恶性疟原虫红内期发育周期时间为36~48小时，疟疾发作周期时间应与之相同。但假如患者连续几天被其媒介按蚊叮咬感染或虫株差异、机体免疫力低下和几次发作周期后，都有可能出现天天发冷、发热、出汗的疟疾发作症状。

   （4）患者死亡的原因是脑型疟疾。恶性疟发作周期间隔时间短，引起脑型疟疾的概率高，患者10月上旬进院前就有头痛症状，应警惕脑型疟疾，但患者只治疗3d，症状消失即要求出院，没有进行彻底治疗，终因脑型疟疾而死亡，教训是深刻的。对恶性疟患者，不仅应进行彻底治疗，出院后亦应告诉患者警惕再燃的可能性，出现类似症状应立即就医。

第四章 医学节肢动物

第一节 概述

一、填空题

1. 虫体由几丁质及醌单宁蛋白组成的外骨骼构成 虫体两侧对称 具有成对的附肢 身体及附肢均分节

2. 昆虫纲 蛛形纲 甲壳纲 唇足纲 倍足纲

3. 直接危害 间接危害

4. 传播疾病 生物性传播疾病

5. 吸血骚扰　毒害作用　致敏作用　寄生

6. 机械性传播　生物性传播

7. 发育式　繁殖式　发育繁殖式　经卵传递式

8. 发生发展规律　存活

9. 生物学证据　流行病学证据　自然感染的证据　实验感染的证据

10. 综合防治的原则　环境　化学防治

11. 广谱　高效　人畜毒性低

二、单选题

1. C　2. B　3. D　4. C　5. D　6. E　7. C　8. D　9. B　10. A　11. D　12. A　13. E
14. E　15. A

三、名词解释

1. 医学节肢动物：危害人类健康的节肢动物称为医学节肢动物。例如：蚊在夜间叮刺吸血，还传播疟疾等疾病。

2. 机械性传播：病原体在医学节肢动物体表或体内时，其形态和数量均无变化，但可保持活力，节肢动物对病原体的传播只起携带传递作用，如蝇传播痢疾、伤寒等。

3. 生物性传播：病原体必须在节肢动物体内进行发育或/和繁殖后，才具感染性，通过某种途径传播给人。例如：蚊传播丝虫病和疟疾。

4. 节肢动物的生态：指节肢动物与周围环境的相互关系。个体生态学主要研究周围环境中的生物和非生物因素与节肢动物的滋生、活动、取食、栖息、季节消长、越冬、寿命等的相互关系，以及周围环境对节肢动物的影响。

5. 虫媒病：传播疾病的节肢动物称为传播媒介或病媒节肢动物，由病媒节肢动物传播的疾病称为虫媒病。例如：内脏利什曼病由白蛉传播，即为虫媒病。

四、问答题

1. 医学节肢动物对人的危害分为直接危害和间接危害。直接危害包括医学节肢动物的骚扰、刺蜇与吸血、毒害作用、致敏作用和寄生等。间接危害是传播虫媒病。

2. 病原体在病媒节肢动物体内的发育繁殖类型有4种：

（1）发育式。病原体在节肢动物体内只有形态变化，无数量的增加。例如：丝虫幼虫在蚊体内的发育。

（2）繁殖式。病原体在节肢动物体内无形态变化，但有数量的增加。例如：鼠疫杆菌在蚤体内的增殖。

（3）发育繁殖式。病原体在节肢动物体内既有形态变化，又有数量的增加。例如：疟原虫在蚊体内的发育。

（4）经卵传递式。病原体在节肢动物体内增殖后，侵入卵巢进入卵内，卵孵化后传递给下一代。如全沟硬蜱传播的远东型蜱媒脑炎。

3. 研究节肢动物的生态，是为了掌握其发生发展规律，找出其存活的不利因素，针对薄弱环节，制订切实可行的防治措施。

4. 病媒节肢动物的判定依据：

（1）生物学证据：节肢动物是当地的优势种或常见种（数量较多），与人关系密切。

（2）流行病学证据：该节肢动物的地理分布和季节消长与疾病的流行地区和流行季节相一致。

（3）自然感染的证据：在虫媒病的流行季节和地区，从采获的可疑节肢动物体内分离出病原体或查到病原体的感染期。

（4）实验感染的证据：用实验方法对节肢动物进行人工感染，病原体能在节肢动物体内发育或增殖至感染期，并能感染易感的实验动物。

5. 对医学节肢动物应采取综合防治的原则。以节肢动物的生态特点为依据，选择适当的防治方法，结合当地实际情况，采取正确的防治方针，力求高效、经济、简便和安全。把医学节肢动物的种群数量控制在不足以传播疾病的水平。综合防治包括环境治理、物理防治、化学防治、生物防治或其他有效手段。

第二节　昆虫纲

一、填空题

1. 蚊　蝇　白蛉　虱　蚤　蜚蠊

2. 触角　咀嚼式　刺吸式　舐吸式

3. 三　基节　转节　股节　胫节　跗节

4. 翅脉　翅序

5. 胚胎发育　胚后发育

6. 卵　若虫　成虫

7. 按蚊属　库蚊属　伊蚊

8. 全　卵　幼虫　蛹

9. 相等　一角度

10. 长　短　平行

11. 嗜人按蚊　微小按蚊　大劣按蚊　淡色库蚊　致倦库蚊　白纹伊蚊

12. 白纹伊蚊　埃及伊蚊

13. 刺吸式　口甲　色板

14. 全　卵　幼虫　蛹　成虫

15. 中华白蛉　长管白蛉　吴氏白蛉　亚历山大白蛉

16. 蝇科　丽蝇科　麻蝇科　狂蝇科

17. 舐吸式　唇瓣　爪垫

18. 气门环　气门裂　钮孔

19. 人粪类　畜粪类　腐败动物质类　腐败植物质类　垃圾类

20. 春秋型　夏秋型　夏型　秋型

21. 家蝇　大头金蝇　丝光绿蝇　黑尾麻蝇　巨尾阿丽蝇　厩螫蝇

22. 成蝇　幼虫

23. 体外　全变态

24. 毛　鬃　刺

25. 三　前　中　后

26. 外生殖器　受精囊

27. 幼虫　蛹　成虫

28. 多宿主型　寡宿主型　单宿主型

29. 频繁　一日多次　边吸血边排便

30. 人虱　耻阴虱

31. 刺吸式　缩入　伸出

32. 爪　胫突

33. 蟹状　中足　后足

34. 半变态　卵　若虫　成虫

35. 性接触　性传播疾病

36. 蟑螂　德国小蠊　美洲大蠊

37. 丝状　咀嚼式

38. 革质　膜质　腹板

39. 杂食　含糖　饮水

40. 体表　体内　机械性传播

41. 卵　若虫　成虫　7.5℃

二、单选题

1. C　2. B　3. C　4. A　5. A　6. B　7. A　8. C　9. B　10. D　11. E　12. D　13. A
14. B　15. C　16. E　17. E　18. C　19. D　20. C　21. C　22. C　23. E　24. A　25. D
26. B　27. D　28. E　29. A　30. B　31. D　32. D　33. E　34. C　35. B　36. E　37. D
38. C　39. A　40. B　41. C　42. E

三、名词解释

1. 变态：昆虫从卵发育到成虫的过程中，其形态与生态习性发生的一系列变化称为变态，如蚊、蝇等。

2. 全变态：生活史分为卵、幼虫、蛹、成虫四个时期的昆虫，各期形态与生态习性截然不同，如蚊、蝇等。

3. 半变态：生活史分为卵、若虫、成虫三个时期的昆虫，各期形态与生态习性相似，如虱、臭虫等。

4. 家栖性：雌蚊吸血后需寻找阴暗、潮湿、无风的场所栖息，消化胃血准备产卵。如果吸血和栖息均在室内，称为家栖性，如淡色库蚊。

5. 半家栖性：雌蚊在室内吸血、在室外栖息称为半家栖性，如中华按蚊。

6. 野栖性：雌蚊吸血和栖息均在室外进行称野栖性，如大劣按蚊。

7. 越冬：越冬是某些昆虫对冬季气候季节性变化而产生的一种生理适应现象，当外界温度低于10℃时，受精雌蚊卵巢发育停滞，体内贮存的养料转化为脂肪，不食不动，躲藏在阴暗、潮湿处度过寒冷季节。如多数蚊以成蚊越冬。

8. 蝇蛆病：蝇类幼虫寄生于宿主组织器官中引起的疾病称蝇蛆病。不同蝇种的幼虫对宿主的寄生部位有一定的选择性。例如，羊狂蝇幼虫寄生于宿主眼部；纹皮绳与牛皮蝇幼虫寄生于宿主皮肤；家蝇、厕蝇、金蝇的幼虫可寄生于宿主胃肠道；金蝇、绿蝇、麻蝇幼虫可寄生于宿主口腔、耳、鼻咽等处。

9. 专性蝇蛆病：此类蝇蛆必须侵入人或动物活组织中生长发育才能完成生活史。如：羊狂蝇将幼虫产于动物或人的眼内引起眼蝇蛆病。纹皮蝇和牛皮蝇的1龄幼虫引起皮肤蝇蛆病。

10. 半专性蝇蛆病：蝇蛆通常为粪食性与尸食性，在某些情况下也可侵入人体组织器官，多在坏死组织中寄生。如：绿蝇，金蝇属的幼虫侵入皮肤创伤处可引起创伤蝇蛆病及口腔、耳、鼻咽蝇蛆病。

11. 偶然性蝇蛆病：某些蝇种的幼虫因偶然机会侵入人体引起的疾病。如：家蝇、金蝇、绿蝇、麻蝇、胃蝇的卵或幼虫随污染的食物或饮水进入人体，引起胃肠道蝇蛆病。此外，还有厕蝇，金蝇，绿蝇，麻蝇幼虫可致泌尿生殖道蝇蛆病。

四、问答题

1. 昆虫纲成虫的形态特征是虫体分为头、胸、腹三部分，头部有触角1对，胸部有3对足。
2. 昆虫纲成虫口器可分为三种形式：

    （1）咀嚼式。具齿，如蜚蠊可进食固体食物。

    （2）刺吸式。细长，如蚊可刺破宿主皮肤吸血。

    （3）舐吸式。末端具唇瓣，如家蝇，可舐吸液体食物。

3. 蚊的生活史发育为全变态型，分为卵、幼虫、蛹和成蚊4个时期。雌蚊产卵于水中，在适宜温度下，卵孵化为幼虫并以水中浮游生物为营养，经3次蜕皮发育为蛹，蛹不食能动，常栖息于水面，经2~3天的发育，羽化为成蚊，成蚊飞离水面，进行交配、雌蚊吸血、栖息和产卵。

4. 不同的蚊种栖息与吸血习性各有不同，但这些习性可随地区、环境的变化而改变。总体讲蚊的栖性可分为三类。

    （1）家栖性，如淡色库蚊、嗜人按蚊。

    （2）半家栖性，如中华按蚊。

    （3）野栖性，如大劣按蚊。

    蚊的吸血习性可分为：

    （1）偏嗜吸人血，如大劣按蚊和嗜人按蚊等。

    （2）偏嗜吸家畜血，如中华按蚊等。

5. 蚊能传播的寄生虫病主要有疟疾和丝虫病。

    （1）疟疾。传播疟疾的媒介是按蚊属的蚊种，在我国主要有中华按蚊和嗜人按蚊。配子体在蚊胃中发育为雌、雄配子，并在蚊胃腔中进行配子生殖形成合子，数小时后合子又发育成动合子，在胃弹性纤维膜下形成卵囊，卵囊进行孢子增殖形成大量子孢子，子孢子进入血腔，到达唾腺，当雌蚊再次叮咬人时，子孢子随唾液注入人体造成感染。

    （2）丝虫病。在我国传播丝虫病的媒介主要有淡色库蚊、致倦库蚊、中华按蚊与嗜人按蚊。当雌蚊叮咬吸血时，可将微丝蚴吸入蚊胃，微丝蚴脱去鞘膜，穿过胃壁经血腔进入胸肌进一步发育为腊肠状蚴，经2次蜕皮后成为丝状蚴，丝状蚴进入蚊血腔到达蚊下唇，当蚊再次叮咬人时，幼虫自下唇逸出，经伤口或正常皮肤侵入人体造成感染。

6. 我国白蛉主要传播内脏利什曼病（黑热病）。当白蛉叮咬黑热病患者或感染动物时，将病原体无鞭毛体吸入胃内，无鞭毛体发育为前鞭毛体，并大量繁殖，最后集中于口器，具有感染力，当此种白蛉再叮咬人时，将前鞭毛体注入人体造成感染。在我国，主要媒介是中华白蛉，此外还有长管白蛉、吴氏白蛉和亚历山大白蛉等。

7. 有利于黑热病防治的白蛉生活史及生态特点有：①出现季节较短，为3~5个月。②生活史周期长，需6~8周，产卵量少，一般一年只产一次卵。③飞翔能力弱，活动范围小，约30m以内。④对杀虫剂敏感，较少产生耐药性。此外，黑热病患者治愈后可获得终身免疫，从而减少了传染源。上述特点均有利于黑热病的防治。

8. 蝇口器为舐吸式，用唾液溶解食物取食；蝇全身密布鬃毛，足末端有一对爪垫分泌黏液，密布细毛，可携带大量病原体；食物杂，取食频繁，有边吃、边吐、边排粪便的习性；飞翔能力强，活动范围较大。以上形态结构与生活习性均有利于其传播疾病。

9. 蝇主要以机械性方式传播疾病，可携带的病原体有细菌、病毒、立克次体、寄生虫卵和包囊等，传播消化道、呼吸道、眼部和皮肤疾病，如痢疾、阿米巴病、脊髓灰质炎、肺结核、沙眼、雅司病等。某些蝇可生物性传播疾病，如家蝇可作为结膜吸吮线虫的中间宿主，舌蝇传播人体锥虫病。

10.（1）鼠疫。蚤传播鼠疫与其消化道特有的结构有关，蚤前胃中有几丁质刺，这些几丁质刺可使吸入中肠的血液不能反流。当蚤吸入患者血液，鼠疫耶氏菌在蚤前胃中的几丁质刺间大量繁殖，形成菌栓，堵塞食管，这种蚤称为"栓塞蚤"。当蚤再次叮咬新宿主时，血流受阻，带菌血液反流入新宿主体内，因而造成鼠疫的传播。这种传播方式叫繁殖式生物性传播。

（2）鼠型斑疹伤寒。病原体为莫氏立克次体，当蚤叮咬患者，病原体在蚤胃上皮细胞内繁殖，细胞破裂后，病原体随蚤粪便排出，如果污染叮咬的伤口，可造成感染。

（3）绦虫病。蚤可作为一些绦虫的中间宿主，如微小膜壳绦虫、犬复殖孔绦虫等，人误食含似囊尾蚴的蚤而感染。

11. 虱主要可传播以下疾病：

（1）流行性斑疹伤寒。当虱叮咬患者，病原体普氏立克次体侵入虱胃上皮细胞内，并大量繁殖，数日后细胞破裂，病原体随虱粪便排出。当虱再次叮咬人时，虱粪便污染皮肤伤口；或虱被挤碎后病原体逸出，经皮肤伤口侵入人体，造成感染。

（2）战壕热。虱叮咬患者时将病原体五日热立克次体吸入胃内，病原体在虱胃腔内或胃上皮细胞表面繁殖，病原体随粪便排出。虱粪便污染皮肤伤口，造成感染。

（3）虱传回归热。虱叮咬患者，病原体回归热疏螺旋体经虱胃进入血腔中大量繁殖，如虱被挤碎，病原体逸出，经皮肤伤口侵入人体，造成感染。

12. 对虱的防治措施：

（1）主要加强个人卫生，勤洗澡，洗发，更衣，形成以讲卫生为荣的习惯。

（2）灭虱方法很多，其中物理方法简便易行，如用热水烫和冷冻染虱衣服、被褥等效果均佳。

（3）对头虱、耻阴虱感染者可剃掉毛发，或用20%百部乙醇浸剂局部涂抹，亦十分有效。

13. 蜚蠊主要通过体表或体内携带多种病原体，以机械性传播方式传播疾病，病原体有细菌、病毒、寄生虫等，引起细菌性痢疾、伤寒、脊髓灰质炎、肝炎及肠道寄生虫病。此外，蜚蠊还可作为某些寄生虫的中间宿主，如美丽筒线虫、东方筒线虫、念珠棘头虫和缩小膜壳绦虫等。

14. 对蜚蠊的防治主要是讲究室内卫生，尤其是在厨房内及时清除果皮、食物残渣等垃圾，以消除蜚蠊滋生。此外，采用毒饵、化学杀虫剂，如溴氰菊酯等亦有较好的效果。

第三节　蛛形纲

一、填空题

1. 蜱螨　颚体　躯体
2. 盾板　颚体
3. 盾板
4. 4　哈氏器
5. 卵　幼虫　若虫　成虫
6. 神经毒素
7. 森林脑炎　新疆出血热　莱姆病
8. 硬蜱　经卵
9. 蜱媒回归热　莱姆病　软蜱　硬蜱
10. 1　数
11. 基节腺
12. 蜱媒回归热　经卵传递
13. 吸血　多次
14. 地理纤恙螨　小盾纤恙螨
15. 不大　点状分布
16. 恙螨皮炎　恙虫病
17. 幼虫　恙虫病　经卵传播
18. 长刚毛　长刚毛
19. 卵　幼虫　Ⅰ期若虫　Ⅱ期若虫　成虫
20. 皮内隧道　皮肤表面
21. 皮肤表皮层内　机械性传播　解剖镜直接检查皮损部位
22. 皮内　蜕皮
23. 代谢物　排泄物　死亡虫体
24. 毛囊蠕形螨　皮脂蠕形螨　毛囊深部　皮脂腺内
25. 蠕虫状　足体　末体
26. 接触
27. 自由生活　脱落皮屑
28. 变态反应性　代谢物　排泄物　死亡虫体
29. 尘螨性哮喘　过敏性鼻炎　过敏性皮炎
30. 脱敏疗法
31. 毛囊蠕形螨　皮脂蠕形螨　直接接触传播　间接接触传播

32. 过敏性皮炎　尘螨性哮喘　过敏性鼻炎

33. 恙虫病　立克次体痘　森林脑炎

二、单选题

1. A　2. B　3. E　4. C　5. B　6. D　7. B　8. D　9. C　10. C　11. C　12. E　13. B　14. A　15. D　16. C　17. B　18. D　19. A　20. D　21. D　22. C　23. C　24. B

三、名词解释

1. 二宿主蜱：在一个宿主体上，幼虫发育为若虫，而成虫在另一个宿主体内寄生。如残缘璃眼蜱。

2. 三宿主蜱：幼虫、若虫、成虫每个发育阶段都更换宿主。如全沟硬蜱。

3. 多宿主蜱：幼虫、各龄若虫和成虫以及雌蜱每次产卵前需寻找宿主吸血，每次吸饱血离去。通常软蜱都属多宿主蜱。

4. 蜱瘫痪：有些硬蜱在叮咬宿主过程中，其唾液中含有神经毒素，可导致宿主运动性神经纤维传导障碍，引起肌肉麻痹现象，可导致呼吸衰竭而死亡，称为蜱瘫痪。

5. 螨岛：恙螨滋生场所大多在其宿主活动范围内，并有自由生活需要的条件，所以成为孤立分散的、点状分布的滋生点，称螨岛。

四、问答题

1. 软蜱与硬蜱的生活史都有卵、幼虫、若虫、成虫4个时期，其不同点归纳如下：

（1）硬蜱大多数种类生活在野外，如林区、草原等处。软蜱常生活在宿主巢穴附近。

（2）硬蜱若虫只有1龄，而软蜱则有数龄，如乳突钝缘蜱有3~6龄。

（3）硬蜱各期只吸血1次，吸血时间长，一般需几天至1周。雌蜱1次把卵产完。软蜱成虫一生需吸血多次，吸血时间短，数分钟至1小时，雌蜱一生产卵多次。

（4）硬蜱种类有一宿主蜱、二宿主蜱、三宿主蜱。软蜱种类为多宿主蜱。

2. 硬蜱主要传播的疾病：

（1）森林脑炎。病原体为森林脑炎病毒，主要传播媒介是全沟硬蜱，病原体在媒介体内可经卵传递。

（2）新疆出血热。病原体为病毒，主要传播媒介是亚东璃眼蜱。病原体在媒介体内可经卵传递。

（3）莱姆病。病原体是伯氏包柔螺旋体，主要传播媒介为全沟硬蜱。此外，某些硬蜱唾液中含有神经毒素，当其叮咬人时毒素注入人体，导致运动性神经纤维传导障碍，引起肌肉麻痹，称蜱瘫痪。软蜱主要传播蜱媒回归热，病原体为伊朗包柔螺旋体和拉氏包柔螺旋体，主要传播媒介是乳突钝缘蜱与特突钝缘蜱。病原体在媒介体内可经卵传递。

3. 对蜱的防治主要应采取以下措施：

（1）环境防治。结合垦荒，铲除灌木杂草，清理畜圈，牧区采用轮换草场放牧等措施，使蜱不能找到滋生和越冬的场所及吸不到宿主血而死亡。

（2）化学防治。对蜱类栖息和越冬场所喷洒马拉硫磷、敌百虫等杀虫剂。牲畜可定期药浴杀虫。

（3）个人防护。进入林区、草原等蜱滋生地应将领口、袖口、裤腿口扎紧，在皮肤裸露处涂驱避剂以防蜱的叮咬。

4. 恙螨发育经卵、前幼虫、幼虫、若蛹、若虫、成蛹、成虫7个时期，其中仅幼虫期寻找宿主刺吸组织液营寄生生活，而其余各期则营自生生活。恙螨滋生于潮湿、阴暗、宿主经常活动的丛林等场所，幼虫的宿主主要是鼠类。由于恙螨活动范围小，喜群居及其滋生条件等原因，滋生地常孤立而分散，呈点状分布，称为螨岛。

5. 恙螨可传播恙虫病，恙螨幼虫叮咬感染的鼠后，将恙虫立克次体吸入体内，病原体在其体内可经变态与经卵传递。当恙螨幼虫再次叮咬人时，病原体注入人体而感染。在我国主要传病媒介为地理纤恙螨和小盾纤恙螨。

6. 疥螨的生活史可分为卵、幼虫、Ⅰ期若虫、Ⅱ期若虫和成虫5个时期。它寄生在人体皮肤表皮角质层间，啮食角质组织，逐渐形成隧道。雄虫与第二期雌若虫在宿主皮肤表面进行交配，雌若虫则钻入皮内蜕皮为雌虫，并在皮内隧道中产卵。疥螨作为病原体在人皮内寄生引起疥疮，其寄生部位常在人体皮肤薄嫩处，如指缝、腹股沟、乳房下等处，婴儿可波及全身，疥螨在人表皮角质层深处挖掘形成隧道，由于虫体的机械性刺激，代谢物、分泌物及死亡虫体的作用引起过敏反应，剧烈的瘙痒是最突出的症状，夜间更为加剧，影响人的睡眠。如果抓破又可引起继发性细菌感染。

7. 对疥疮的确诊，最可靠的方法是从隧道中找到虫体，常用消毒针头将隧道挑破，取出虫在显微镜下鉴定；也可滴少量矿物油在丘疹处，并用刀片刮数次，取刮取物镜检虫体。疥疮的防治主要是加强卫生宣传教育，注意个人卫生，避免与患者接触，对患者衣物、床上用品等做消毒处理。患者局部涂用硫黄软膏等药物，每晚一次，效果较好。

8. 近年的研究表明，蠕形螨属条件致病螨，人的自然感染较为普遍，但只有极少数人有明显症状。蠕形螨寄生于人体毛囊深部或皮脂腺中，其机械刺激和代谢物、分泌物及死亡虫体可引起机体过敏反应，使毛囊孔扩大，上皮角化过度，阻碍皮脂腺外溢，出现蠕形螨皮炎。对蠕形螨皮炎的确诊，常用挤脂法，即用痤疮压迫器挤压患部皮肤，将挤出物置于玻片上，再加一滴液状石蜡使其透明，镜下观察虫体形态。

9. 尘螨营自由生活，屋尘螨主要滋生于卧室内的枕头、被褥等处，尘螨的代谢产物、排泄物及死亡虫体都是过敏原，在细菌、真菌的作用下分解为微小颗粒并飘浮于空气中，如果被尘螨性过敏者或有家族史者吸入后产生特异性抗体 IgE，从而引起 I 型变态反应。临床表现为过敏性哮喘、过敏性鼻炎及过敏性皮炎。

模拟测试卷

一、单选题

1. A 2. C 3. A 4. C 5. D 6. C 7. A 8. C 9. A 10. D 11. B 12. C 13. D 14. D 15. D 16. B 17. D 18. C 19. C 20. A

二、多选题

1. ABCDE 2. ABE 3. BE 4. CDE 5. BD 6. ACE 7. BCE 8. CD 9. ABE 10. ABCE 11. ABDE 12. CE

三、填空题

1. 传染源　传播途径　易感人群

2. 小肠壁

3. 肛门周围

4. 血液

5. 丝状蚴

6. 终宿主

7. 华支睾吸虫

8. 15~30

9. 虫卵

10. 胆道蛔虫症

11. 组织型滋养体

12. 耐格里阿米巴

四、判断说明题

1. ×，幼虫移行症是指动物寄生蠕虫幼虫侵犯人体引起的病变。

2. √，布氏姜片吸虫囊蚴在荸荠等水生植物上结囊，人食入而感染。

3. ×，脑型疟主要是由恶性疟原虫引起的。

4. ×，阴道毛滴虫还可寄生在泌尿系统和男性生殖系统。

5. √，钩虫寄生在小肠，经皮肤感染。

五、名词解释

1. 终宿主：寄生虫成虫或有性生殖期所寄生的宿主。

2. 伴随免疫：非消除性免疫的一种，指寄生虫感染后诱导宿主产生的获得性免疫对其体内成虫无作用，仅对再感染的幼虫有作用。

3. 带虫者：带虫者指体内感染有寄生虫但无临床症状和体征的人。

4. 寄生虫：营寄生生活的低等小动物（或动物性寄生物）。

六、简答题

1. ①寄生是指两种生物生活在一起，其中一方获利而对另一方造成损害的一种共生关系(2分)。②寄生与共栖、互利共生的区别主要在于共生的两种生物之间的利害关系，寄生是一方有益，另一方受害；共栖是一方有益，另一方无害；互利共生是双方都受益（2分）。

2. ①经口感染，如蛔虫、鞭虫。

   ②经皮肤感染，如钩虫、日本血吸虫。

   ③经媒介昆虫叮咬感染，如疟原虫、丝虫。

   ④经接触感染，如阴道毛滴虫、疥螨。

   ⑤自体感染，如猪带绦虫囊尾蚴。

   ⑥经胎盘感染，如弓形虫。

   【评分标准】以上感染方式答4种即可，少答1种扣1分，每种感染方式没有举例说明或举例错误扣0.5分。

3. ①人体感染囊虫的方式分自体（内、外）感染和异体（虫卵经口）感染（2分）。

   ②囊虫病常见的临床类型：皮肌型、脑型、眼型、无症状型（2分）。

4. ①再燃——疟疾发作停止后，残存在红细胞内的少量疟原虫在一定条件下再度繁殖起来而引起的疟疾再次发作（2分）。

   ②复发——疟疾发作停止后，红细胞内疟原虫全部被清除，疟疾的再次发作来源于肝细胞内迟发性子孢子（2分）。

七、论述题

1. ①疟原虫直接大量破坏红细胞（2分）。

   ②脾功能亢进（2分）。

   ③免疫病理损害（Ⅱ型变态反应导致溶血）（2分）。

   ④骨髓造血功能受到抑制（2分）。

2. ①临床过程：幼虫侵入期（肠道期）——感染后第1周（2分）；幼虫移行期（急性期）——感染后第2~3周（2分）；肌肉内幼虫成囊期（恢复期）——感染后第4~6周（2分）。

   ②急性期临床表现：（4分）A. 发热；B. 肌痛；C. 颜面部及全身水肿；D. 血中嗜酸性粒细胞增多（或皮疹）。

参考文献

［1］吕志跃，杨静．人体寄生虫学学习指导及习题集．北京：人民卫生出版社，2015

［2］李朝品，王中全．人体寄生虫学学习指导．北京：人民卫生出版社，2013

［3］段义农，陈晓宁．人体寄生虫学实验指导．2版．北京：科学出版社，2013

［4］刘继鑫，姚淑娟．病原生物学学习指南．2版．上海：第二军医大学出版社，2015

［5］刘鹏，李晓红．病原生物与免疫学实验与学习指导．2版．西安：第四军医大学出版社，2013

［6］罗江灵．医学微生物与免疫学实验与学习指导．2版．西安：第四军医大学出版社，2011

［7］汪世平．医学寄生虫学．3版．北京：高等教育出版社，2014

［8］吴观陵．人体寄生虫学．4版．北京：人民卫生出版社，2013

［9］马新博，周盛．病原生物学与免疫学．西安：西安交通大学出版社，2015

［10］叶薇．寄生虫检验技术．北京：人民卫生出版社，2016

［11］张峰，崔巍．北京协和医院寄生虫彩色图谱．北京：中国医药科技出版社，2015

［12］秦啸峰，潘晋，陈茜文，等．浅谈人体寄生虫学实验标本的保存．继续医学教育，2013，26：11

［13］张敬如，张锡林，丁艳．混合蠕虫卵永久性封片标本的制备．实用医技杂志，2011，18：6

［14］农子军，莫刚，蒋莉萍，等．人体蠕形螨病原学检查方法及相关因素对检出率的影响．检验医学与临床，2010，7：14